# DE LA TRÉPANATION

DANS

# L'ÉPILEPSIE JACKSONIENNE

PAR

LE D^r MARIUS PRUNIER

---

LYON
A. REY, IMPRIMEUR DE LA FACULTÉ DE MÉDECINE
4, RUE GENTIL, 4
—
1895

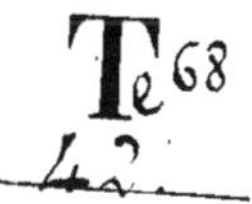

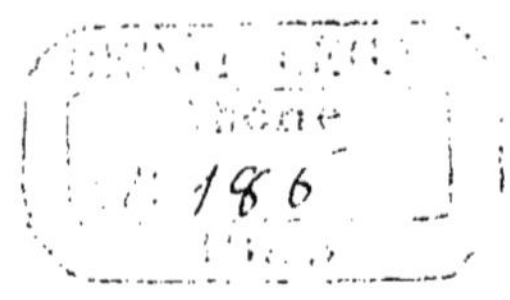

# DE LA TRÉPANATION

DANS

# L'ÉPILEPSIE JACKSONIENNE

# DE LA TRÉPANATION

DANS

# L'ÉPILEPSIE JACKSONIENNE

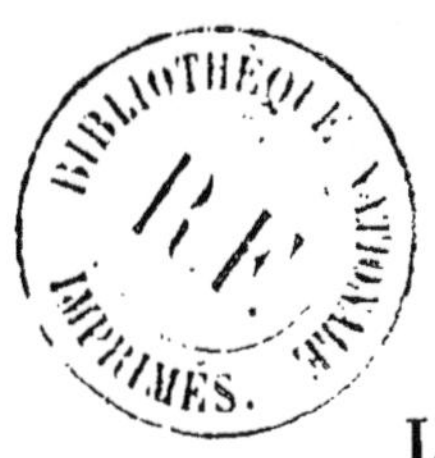


PAR

LE Dr MARIUS PRUNIER

LYON

A. REY, IMPRIMEUR DE LA FACULTÉ DE MÉDECINE

4, RUE GENTIL, 4

1895

# INTRODUCTION

La chirurgie cranio-cérébrale a pris, dans ces dernières années, une extension considérable. L'antisepsie en rendant bénignes les interventions sur la boîte cranienne et les centres nerveux, la doctrine des localisations en rendant possible le diagnostic exact du siège des désordres cérébraux dans un grand nombre de cas, ont singulièrement élargi le champ d'action du chirurgien et lui ont permis de s'attaquer, souvent avec succès, à des lésions jugées autrefois au-dessus des ressources de l'art. Parmi ces lésions, celles qui portent sur la zone motrice du cerveau se traduisent souvent, quelle que soit leur nature, par le syndrome connu sous le nom d'*épilepsie jacksonienne*. C'est à cette affection et à son traitement par l'opération du trépan que nous consacrerons ce modeste travail. Certes, la question n'est pas nouvelle, et le nombre est déjà très grand des publications qui ont trait à notre sujet. Un certain nombre de points cependant restent encore obscurs. Ces points, nous n'avons pas la prétention de les élucider ; notre but est moins ambitieux.

Nous désirons simplement présenter un résumé aussi exact que possible de l'état actuel de la question, d'après les travaux les plus récents, en y joignant quelques observations nouvelles.

Nons donnerons d'abord un aperçu rapide de l'épilepsie jacksonienne et de ses diverses formes cliniques, sans insister sur sa description, aujourd'hui classique.

Les indications et contre-indications de la trépanation dans cette affection, ses résultats et son mode d'action feront l'objet du chapitre suivant.

Dans le chapitre III seront brièvement décrits trois procédés de cranio-topographie récemment publiés, et dont nous essaierons de faire ressortir les avantages.

Les pages suivantes renfermeront un certain nombre de considérations opératoires, relatives les unes à la trépanation en général; les autres à cette opération dans le cas spécial que nous envisageons.

Enfin le cinquième et dernier chapitre sera constitué par les quelques observations que nous avons pu nous procurer et que nous aurions voulu voir plus nombreuses.

Qu'il nous soit permis, à ce propos, d'adresser à M. le professeur Maurice Pollosson, chirurgien-major de l'Hôtel-Dieu, dont nous avons été l'élève en qualité d'externe, nos remercîments les plus sincères pour l'obligeance avec laquelle il a bien voulu nous communiquer les six observations, toutes inédites, qui ont été le point de départ de ce travail, ainsi que pour l'honneur qu'il nous a fait en acceptant la présidence de notre thèse. Nous avons gardé de notre passage dans son service le meilleur souvenir.

Nous n'aurions garde d'oublier non plus, parmi nos maîtres des hôpitaux, M. le Dr Cordier, chirurgien-major de l'Antiquaille, et M. le professeur Bard, médecin des hôpitaux, qui, durant le séjour que nous avons fait comme externe dans leurs services respectifs, n'ont cessé de nous témoigner la plus grande bienveillance.

# DE LA TRÉPANATION

DANS

# L'ÉPILEPSIE JACKSONIENNE

---

## CHAPITRE PREMIER

### De l'épilepsie jacksonienne.

On peut définir l'épilepsie jacksonienne « un syndrome caractérisé, dans sa forme la plus habituelle tout au moins, par des accès convulsifs ayant leur point de départ dans des groupes musculaires circonscrits » (Grasset). On sait que Hughlings Jackson, en 1861, fit de cette affection une étude remarquable et que de là provient ce nom d'épilepsie jacksonienne. Toutefois, sans remonter à Hippocrate et à Galien, dont les écrits font mention d'épilepsies débutant par la main ou par le pied, on ne doit pas oublier que cette maladie était connue avant lui et surtout que Bravais, dès 1827, dans un travail que Charcot appelait « un modèle d'analyse clinique », la décrivait sous le nom d'*épilepsie hémiplégique ;* il distinguait même les trois types encore admis aujourd'hui. Mais la cause de ces accidents lui avait échappé, et c'est Jackson qui, le premier, signala les relations qui existent entre les convulsions localisées et certaines lésions limitées de l'écorce cérébrale, les séparant ainsi de l'épilepsie essentielle. Depuis cette époque, les travaux de Charcot, Bourneville, Lépine, Pitres, Fournier, Landouzy, Grasset, n'ont pas cessé d'apporter des matériaux à l'étude de cette importante question.

L'accès franc d'épilepsie jacksonienne, annoncé par une aura, est constitué par des convulsions toniques, puis cloniques, dont la durée n'a rien de fixe et qui sont fréquemment suivies de paralysies. Examinons rapidement chacun de ces phénomènes.

L'aura, extrêmement variable, peut être motrice, sensitive, sensorielle, psychique, vaso-motrice ; la première forme est la plus fréquente et se traduit ordinairement par la flexion brusque d'un doigt ou d'un orteil. Le sujet, ainsi prévenu de l'imminence de sa crise, peut quelquefois l'empêcher par diverses manœuvres telles que la compression du membre, au-dessus du siège de l'aura, par un lien circulaire.

Les convulsions de l'épilepsie jacksonienne ne sont pas toujours limitées ; elles peuvent se généraliser, ce qui a fait rejeter par la plupart des auteurs le nom d'*épilepsie partielle*, mais il faut le reconnaître, et c'est là leur caractère essentiel, qu'elles sont toujours partielles au début de l'accès (signal-symptôme de Seguin) et qu'elles prédominent pendant toute sa durée dans une moitié du corps, d'où le nom d'*épilepsie hémiplégique* donné par Bravais. On distingue une phase tonique caractérisée par une crampe, une contracture des muscles atteints, et une phase clonique dans laquelle on observe une série de secousses d'amplitude croissante. Suivant la partie du corps où ont débuté les convulsions, on a affaire à l'un des trois types facial, brachial ou crural ; le type brachial est le plus fréquent. Jackson a fait remarquer que les convulsions, lorsqu'elles ont de la tendance à s'étendre, le font toujours dans un ordre déterminé, qui est le suivant :

Type facial : face, membre supérieur, membre inférieur.

Type brachial : membre supérieur, face, membre inférieur.

Type crural : membre inférieur, membre supérieur, face.

En général, au moment où la face est atteinte, le malade perd connaissance ; mais jusque-là il assiste à sa crise. « En résumé, dit M. Grasset, limitation étroite des convulsions au début de la crise et extension ultérieure s'effectuant suivant une progression déterminée, telle est la caractéristique clinique de l'accès d'épilepsie partielle. » Ajoutons que la durée de l'accès est ordinairement de quelques minutes, mais qu'elle peut atteindre une heure, ou au contraire se limiter à quelques secondes.

La crise est suivie d'une période de dépression, et quelquefois de divers phénomènes tels que : aphasie, troubles oculaires, et surtout paralysies que M. Pitres a nommées post-épileptoïdes ; ces paralysies frappent habituellement les régions qui ont été le siége des convulsions. Dans quelques cas enfin on observe des contractures.

La marche de l'affection est ordinairement progressive ; les accès, éloignés au début, se rapprochent de plus en plus et s'accompagnent de troubles intellectuels ; ils peuvent devenir subintrants et aboutir à l'état de mal et à la mort.

Telle est la description de l'accès franc d'épilepsie jacksonienne. Mais, en dehors de ces crises convulsives, l'affection peut se présenter sous d'autres formes. Telles sont la forme tonique ou à contractures et la forme vibratoire, décrites par Charcot et que nous ne ferons que signaler. Telles sont encore les formes larvées ou *équivalents épileptiques* de M. Pitres (vertiges, absences, hallucinations, migraine ophtalmique, etc.), qui sont à l'épilepsie jacksonienne ce que le petit mal est à l'épilepsie essentielle.

Quelles sont les causes du syndrome que nous venons de décrire ? Il est admis aujourd'hui que l'épilepsie jacksonienne a toujours pour origine l'excitation d'une partie plus ou moins étendue de l'écorce cérébrale dans sa zone motrice. Cette opinion, confirmée par l'expérimentation physiologique et par la chirurgie cérébrale, règne aujourd'hui incontestée. Mais cette excitation peut résulter elle-même de lésions variées. Laissant de côté les convulsions d'origine réflexe ou toxique, rares d'ailleurs, nous ne nous occuperons que des causes agissant directement sur le cerveau. Or toute lésion, quelle que soit sa nature, si elle irrite une portion de l'écorce cérébrale répondant à la zone motrice ou épileptogène, c'est-à-dire « aux deux circonvolutions rolandiques réunies l'une à l'autre en bas par le pli de passage sus-sylvien, en haut par le lobule paracentral » (Testut), provoquera des mouvements dans les muscles dont le centre sera excité. Quand la lésion aura pour siège la partie inférieure des circonvolutions rolandiques, on observera le type facial ; le type brachial sera l'indice d'une lésion de leur partie moyenne, et enfin le type crural ne pourra résulter que d'une lésion portant sur l'extrémité supérieure. L'expérimentation permet d'ailleurs de s'assurer du fait. Si l'irritation reste limitée à un de ces centres, on n'observera de convulsions que dans les muscles correspondants; mais souvent elle s'irradie aux centres voisins et détermine des mouvements étendus à tout un côté du corps, ou même un état convulsif général; il y a là un mécanisme analogue à celui qui dans l'hémorragie cérébrale permet à un foyer très peu étendu de provoquer l'ictus apoplectique. Il faut donc, nous le répétons, pour provoquer des crises d'épilepsie jacksonienne, une lésion irritative intéressant l'écorce cérébrale dans sa zone motrice. Ce fait, contesté par Bubnoff, Heidenhain, Vulpian qui prétendaient avoir provoqué des accès épileptiformes par l'excitation de la substance blanche, a été définitivement établi par les expériences de Franck et Pitres qui, après ablation de la zone motrice corticale, ne purent plus obtenir de convulsions.

On entrevoit donc aisément que toutes les lésions du crâne, du cerveau ou de ses enveloppes pourront donner naissance à l'épilepsie jacksonienne : tumeurs du crâne, des méninges ou du cerveau, méningites aiguës ou chroniques, hématomes, encéphalites, etc. Mais les deux grandes causes qui dominent l'étiologie de l'affection qui nous occupe, sont le traumatisme et la syphilis. Au traumatisme se rattachent les esquilles, les épanchements sanguins, les corps étrangers et la méningo-encéphalite. C'est son action que nous retrouverons dans la plupart des observations citées à la fin de ce travail. Bergmann, sur 8925 blessures de tête, relève 132 cas d'accès épileptiformes, soit une proportion de 1,47 pour cent. Rappelons ici les expériences de Westphall, dans lesquelles il réussit, par de petits chocs répétés sur la tête, à rendre des cobayes épileptiques. Mais les effets du traumatisme ne sont pas toujours immédiats, et dans un grand nombre d'observations on voit les troubles moteurs ne se manifester que bien des années après ; souvent alors le chirurgien peut constater une cicatrice douloureuse à la pression, qui est pour lui un précieux indice. Quant à la syphilis, elle agit par la production de gommes, d'exostoses, de sclérose, frappant tantôt le crâne, tantôt les méninges ou le cerveau lui-même.

Chez un malade porteur d'une lésion épileptogène, les accès sont rappelés par des causes diverses : on a incriminé les écarts de régime, la fatigue, un choc sur le crâne, la pression d'une zone cicatricielle, le redressement brusque d'un membre (Grasset[1]).

Une question qui a préoccupé les auteurs est celle de savoir comment il se fait qu'une lésion permanente se traduise par des accès intermittents. Une excitation continue devrait, semble-t-il, donner lieu à des troubles moteurs continus. C'est ici qu'intervient la théorie de la lésion « à décharge » due à Jackson et exposée par Charcot en ces termes :

« Il se produirait en pareil cas, suivant Jackson, dans la cellule nerveuse, en raison d'un processus irritatif déterminé par voisinage, une sorte d'emmagasinement, d'accumulation de force dont la dépense se ferait de temps à autre sous l'influence des causes les plus banales et souvent inaperçues, par une sorte d'explosion d'accidents

[1] Grasset et Rauzier, *Maladies du système nerveux*, t. I.

moteurs désordonnés, convulsifs, soudains, portant sur le côté du corps opposé au siège de la lésion méningée. La décharge sera suivie d'un épuisement momentané, dont la traduction clinique est la paralysie temporaire avec flaccidité, qui s'observe en réalité très fréquemment à la suite des accès d'épilepsie partielle, dans les parties mêmes qui ont été le siège principal des convulsions. » Une comparaison analogue est celle qui assimile la cellule corticale à une bouteille de Leyde, accumulant le fluide électrique jusqu'au moment de la décharge. Ces hypothèses sont certainement ingénieuses, mais le fait qu'elles cherchent à expliquer n'est pas exceptionnel ; il se retrouve dans différentes manifestations spasmodiques ou douloureuses du système nerveux, sans qu'il soit facile d'en donner la raison : c'est ainsi par exemple qu'un anévrysme de l'aorte déterminera des accès intermittents de spasme de la glotte, bien que l'excitation du nerf récurrent soit continue.

En résumé, l'épilepsie jacksonienne est une affection grave : les troubles intellectuels qu'elle détermine à la longue, les infirmités qui résultent des paralysies post-épileptoïdes, sa marche progressive et la possibilité de l'état de mal justifient de la part du chirurgien une intervention précoce et hardie.

---

## CHAPITRE II

### Historique, indications, résultats, mode d'action de la trépanation dans l'épilepsie jacksonienne.

L'épilepsie jacksonienne étant due ordinairement à une lésion limitée et appréciable, il était naturel que l'on songeât à s'attaquer à celle-ci chirurgicalement. Mais cette notion de la cause des convulsions localisées est, nous venons de le voir, de date récente ; et cependant, dès les temps les plus reculés, l'épilepsie, générale ou partielle, semble avoir été l'objet d'un traitement opératoire.

On sait en effet qu'à l'époque néolithique la trépanation était fréquemment pratiquée, ainsi qu'en témoignent les nombreux crânes perforés découverts dans divers pays (France, Algérie, Russie, États-Unis) ; et comme aucun de ces crânes ne présente de traces de fracture, on en a conclu que cette opération était dirigée surtout contre l'épilepsie, épilepsie essentielle le plus souvent, mais certainement aussi quelquefois épilepsie jacksonienne qui dans certains cas ne diffère que fort peu de la forme idiopathique.

Plus tard, au temps d'Hippocrate (400 avant J.-C.) et de Galien (130 avant J.-C.), cette opération n'est pas inconnue, mais paraît être réservée aux fractures du crâne. A une époque plus rapprochée de nous, du XIVe au XVIIIe siècle, la trépanation était fort en honneur, si l'on en juge d'après le nombre et la variété des instruments décrits par les auteurs; mais on ne l'appliquait également qu'aux traumatismes craniens.

Au début du XIXe siècle, sous les attaques de Dupuytren, Malgaigne, Gama, Nélaton, cette opération, dont les résultats sont incertains et la mortalité considérable, devient l'objet d'une réprobation à peu près unanime de la part des chirurgiens; la découverte même de l'anesthésie ne suffit pas à la remettre en faveur. Mais à partir de 1873, grâce à la méthode antiseptique qui supprime la plupart des complications des plaies, on voit tout à coup les résections du crâne redevenir le sujet de nombreuses et importantes recherches. C'est Jules Bæckel[1], et surtout M. Lucas-Championnière qui réhabilitèrent ces opérations. Le 22 novembre 1874, M. Lucas-Championnière trépanait à Lariboisière un blessé atteint de fracture du crâne avec convulsions épileptiformes. Une esquille détachée, implantée dans la dure-mère, fut extraite avec

[1] Jules Bæckel, *Examen critique des doctrines de la trépanation dans les blessures de la tête*, Paris, 1873.

difficulté; immédiatement les accidents cessèrent et le blessé guérit.

En 1875, M. Charrier soutient sa thèse sur l'épilepsie consécutive aux plaies de la tête et la trépanation comme mode de traitement. En 1878 paraît le travail de M. Lucas-Championnière[1], qui fait rentrer définitivement chez nous la trépanation au nombre des opérations courantes. Echeverria, la même année, dans un travail sur la trépanation dans l'épilepsie par traumatisme du crâne[2], vante les heureux résultats du trépan dans les cas de traumatismes avec convulsions épileptiformes; il donne même une statistique où la proportion des succès s'élève à 65 pour 100.

Jusque-là on s'était borné (sauf dans les temps préhistoriques) à trépaner des crânes atteints de fractures, d'enfoncements; devant un crâne indemne de toute lésion visible, le chirurgien s'abstenait prudemment, dans l'ignorance où il était du point à attaquer. La découverte des localisations cérébrales, dont le point de départ fut la découverte de Broca sur le siège de la faculté du langage, vint rendre possibles les interventions sans lésion pariétale localisatrice.

C'est Horsley qui, le premier, trépana des épileptiques jacksoniens sans traumatisme antérieur et traça les règles de l'opération. En 1886, il présenta à la *British Association* plusieurs cas de ce genre, qu'il avait opérés avec succès. Ces tentatives furent approuvées par Jackson

[1] Lucas-Championnière, *Etude historique et clinique sur la trépanation*, Paris, 1878.

[2] *Arch. gén. de méd.*, 9 décembre 1878.

en Angleterre, Thuring (de Brooklyn) en Amérique, Charcot en France. Jackson alla même jusqu'à conseiller, dans les cas où le cerveau paraissait intact, l'extirpation des centres corticaux que l'on supposait être le siège de la lésion de décharge. Cette pratique, adoptée par quelques chirurgiens anglais et américains, n'a rencontré en France que de rares partisans; nous y reviendrons plus loin (chap. IV). Depuis cette époque, les interventions sur le crâne et le cerveau ont pris dans la thérapeutique chirurgicale une place de plus en plus grande. Nous citerons en France les noms de MM. Lucas-Championnière, Terrier et Lannelongue, comme se rattachant à ce mouvement.

La trépanation, dans le cas qui nous occupe, mérite-t-elle la faveur dont elle jouit actuellement? La réponse à cette question découlera des statistiques que nous allons citer.

Tout d'abord, nous devons constater que tous les auteurs actuellement s'accordent à reconnaître l'innocuité de cette opération, pratiquée, bien entendu, suivant les règles les plus rigoureuses de l'antisepsie et de l'asepsie. La mortalité, très élevée autrefois, ce qui, au début de ce siècle, avait fait abandonner la trépanation avec juste raison, est aujourd'hui très faible, et la plupart des cas de mort qu'on observe à sa suite sont dus bien plutôt à la maladie initiale qu'à l'intervention.

Masson-Waren, en 1867, par conséquent avant l'antisepsie, sur 10 opérés en perdit 5 de méningite.

D'après le Dr Lemarchand[1], la mortalité de cette opé-

[1] Lemarchand. *Les procédés de trépanation du crâne et leur valeur*, thèse de Lyon, 1894.

ration était autrefois de 70,80 et même 90 pour 100. Que l'on compare ces chiffres à ceux d'une statistique récente, celle par exemple de Seydel (citée par Forgue et Reclus); ce chirurgien, sur vingt-cinq trépanations, n'a eu aucun décès. Ce résultat, qui au premier abord paraît exceptionnellement favorable, s'éloigne cependant peu de la réalité. M. Rieffel[1] dit que la trépanation antiseptiquement conduite donne actuellement une léthalité de 8 à 10 pour 100, imputable avant tout à l'affection qu'on se propose de combattre. M. le professeur agrégé Jaboulay[2] émet un avis analogue. « On peut dire, écrit-il, de cette opération, quel que soit le procédé employé pour sa réalisation, qu'elle est inoffensive lorsqu'elle est faite avec les précautions antiseptiques nécessaires et dans un bon milieu. » Un peu plus, loin il ajoute que son pronostic « est à peu près celui de la maladie contre laquelle elle est dirigée ».

Ainsi, un premier point est établi. La trépanation est aujourd'hui une opération bénigne. Mais au point de vue thérapeutique, cette opération dirigée contre l'épilepsie jacksonienne donne-t-elle des résultats satisfaisants?

Echeverria[3] rapporte que, sur 145 cas, on a obtenu 93 guérisons, 18 améliorations et 28 morts, soit 65 pour 100 de succès. « La plupart de ces observations, dit

[1] Rieffel, La topographie cranio-encéphalique et les nouvelles opérations en chirurgie cranio-cérébrale (*Gaz. des hôpitaux*, 7 mars 1891, n° 21).

[2] 30 observations de chirurgie intra-cranienne (*Arch. prov. de chir.*, février et mars 1893, p. 61 et 174).

[3] *Loco citato.*

M. Heydenreich[1], sont antérieures à l'application de l'antisepsie, ce qui explique la forte proportion des terminaisons fatales. Mais cette statistique ne fait pas la distinction entre l'épilepsie partielle et l'épilepsie générale, et malheureusement, dans un grand nombre de cas publiés, les auteurs, négligeant cette distinction capitale, ne donnent que des détails insuffisants sur la nature de l'épilepsie pour laquelle la trépanation a été pratiquée. Il est incontestable que les chances de trépanation sont bien plus grandes lorsque l'épilepsie est partielle. » La même remarque s'applique à la plupart des chiffres qui suivent ; ceux-ci doivent donc être considérés comme au-dessous de la réalité.

Pour épilepsie symptomatique, Briggs a pratiqué 30 fois cette opération ; le résultat a été : 26 guérisons, 3 améliorations, une mort.

Walsham, sur 82 opérations pour épilepsie traumatique, signale 17 morts et 65 guérisons. Sur ces 65 succès opératoires, on note 47 guérisons complètes, 13 améliorations, 4 aggravations.

La thèse de Faguet[2] renferme 48 observations de trépanation pour troubles moteurs dus à d'anciens traumatismes du crâne, avec les résultats suivants :

| | |
|---|---|
| Guérisons . . . . . . . . | 34 |
| Améliorations . . . . . . | 4 |
| Etat stationnaire . . . . . | 4 |
| Morts . . . . . . . . . . | 6 |

soit 70 pour 100 de succès.

[1] Heydenreich, De la trépanation dans l'épilepsie (*Semaine médicale*, 1890, p. 163).

[2] Faguet, *Des troubles moteurs consécutifs aux traumatis-*

Verchère[1] a relevé 23 faits d'épilepsie jacksonienne avec convulsions localisées ou généralisées, dans lesquels la trépanation n'a permis de découvrir aucune lésion ni des méninges, ni du cerveau. Sur ce total de 23 opérations, il y a eu 13 guérisons, 7 améliorations, 3 résultats nuls. « Dans tous les cas, ajoute M. Verchère, la céphalée a toujours disparu; dans les 7 cas où l'amélioration a été signalée, on trouve soit une disparition momentanée des crises avec réapparition au bout de quatre ou cinq mois, soit une atténuation dans leur violence ou une diminution de leur fréquence. Dans plusieurs cas aussi de cette classe, on remarque une influence manifeste et très notable sur l'état mental antérieur, retour de la mémoire, réveil de l'intelligence. »

Allen Starr[2], dans 13 cas personnels d'intervention pour épilepsie traumatique, a obtenu les résultats suivants :

| | |
|---|---|
| Guérisons . . . . . . . . | 3 |
| Améliorations . . . . . . | 5 |
| Etat stationnaire . . . . . | 4 |
| Décès . . . . . . . . . . | 1 |

M. Lucas-Championnière, dans une communication au Congrès de Rome (avril 1894), accuse 6 morts sur 12 trépanations pour épilepsie jacksonienne; mais il a soin

*mes anciens du crâne et de leur traitement par la trépanation* (th. Bordeaux, 1892, nº 1).

[1] Verchère, Trépanation et épilepsie jacksonienne (*Rev. de chir.*, mars 1893, p. 246).

[2] Allen Starr, *Chirurgie du cerveau*, New-York, 1893.

d'ajouter que ces malades étaient « *en très mauvais état, presque à l'agonie* ».

On ne peut donc nier que la trépanation, dans l'épilepsie jacksonienne, ne donne des résultats très encourageants. Mais doit-on l'appliquer indistinctement à tous les cas, ou la réserver à un certain nombre d'eux ? C'est ce que nous allons essayer de déterminer.

Les indications et contre-indications de l'intervention se déduisent de l'étiologie. 4 cas peuvent se présenter :

1° L'épilepsie est d'origine réflexe ;
2° L'épilepsie est syphilitique ;
3° L'épilepsie est traumatique ;
4° L'origine est inconnue ou l'on soupçonne une tumeur.

*a)* Dans le premier cas, il s'agit non d'une irritation directe de l'écorce, mais d'une irritation périphérique, tégumentaire ou viscérale, qui, par action réflexe, provoque les convulsions. Il est évident que dans ce cas la trépanation n'a pas de raison d'être. On s'attaquera à la cause du mal : vers intestinaux, lésion pleurale, cicatrice des membres ou du cuir chevelu, etc.; il est inutile d'insister sur ce sujet. Nous dirons seulement que les cicatrices douloureuses ont été traitées par la révulsion, l'anesthésie locale ou l'excision.

*b)* Le malade est syphilitique. On est alors en droit de soupçonner un rapport de cause à effet entre la syphilis et l'épilepsie. La plupart des chirurgiens conseillent, en pareille circonstance, d'essayer du traitement spécifique : mercure et iodure de potassium ; on obtiendrait ainsi la disparition des gommes cérébrales, lorsqu'elles ne seraient pas trop anciennes. Ce n'est qu'après échec du traitement médical que l'on aurait recours à l'intervention sanglante. Cette conduite paraît très rationnelle. Horsley cependant la désapprouve, ou tout au moins met en doute son utilité. Au Congrès de Berlin (août 1890), il s'est exprimé en ces termes : « Bien des cliniciens admettent que le mercure et l'iodure font résoudre les gommes cérébrales et les pachyméningites syphilitiques. Déjà M. Gowers, tout en reconnaissant que l'on obtient ainsi des améliorations notables, s'est élevé contre cette manière de voir. Pour ma part, je suis certain que la pachyméningite n'est qu'améliorée et non guérie par le traitement spécifique ; et pour les gommes cérébrales, des autopsies m'ont convaincu qu'il en est de même ; pour les guérir, le seul moyen, tout comme pour les tubercules, consiste à les extirper, et j'ai ainsi obtenu des succès. » Pourtant, un peu plus loin, le même chirurgien admet à la rigueur que l'on essaye le traitement médical, mais en limitant son essai à six semaines, au bout desquelles, si l'amélioration n'est pas très nette, on doit intervenir.

*c*) Le cas qui se présente le plus souvent et qui est aussi le plus favorable est celui où le malade accuse un traumatisme antérieur, ancien ou récent. On doit alors l'interroger avec le plus grand soin sur les circonstances qui ont accompagné et suivi l'accident, et procéder, en outre, à un examen minutieux de son crâne ; une dépression légère, une petite cicatrice décèlera souvent le point où le cerveau est probablement blessé. Mais l'accident peut s'être produit avant la naissance, dans un choc subi par la mère, ou bien pendant l'accouchement, et le forceps peut n'y pas être étranger ; d'autres fois encore le traumatisme date de très longtemps, et le sujet, n'y attachant aucune importance, néglige d'attirer l'attention sur ce point. Aussi doit-on toujours, même quand l'interrogatoire a été négatif, explorer avec soin la voûte crânienne.

Dans tous les cas, lorsque le traumatisme est la cause des accidents, on doit trépaner, car la lésion est le plus souvent curable. Nous ferons remarquer que, plus l'intervention est précoce, plus elle a de chances de succès; cependant, l'ancienneté des accidents ne constitue pas une contre-indication. Larrey a cité une épilepsie traumatique guérie, au bout de trente-trois ans, par l'extraction d'une esquille.

*d*) Le quatrième cas a trait aux malades chez qui aucune des causes précédentes ne peut être décelée. A moins que des symptômes spéciaux ne permettent d'établir le diagnostic certain de la nature du mal, on se comportera comme dans le cas de syphilis, car il n'est pas rare, comme on sait, de voir des malades qui cachent ou ignorent leur syphilis. Après essai infructueux du traitement spécifique, on sera en droit d'opérer.

La trépanation est donc indiquée dans la plupart des cas d'épilepsie jacksonienne; mais où l'appliquera-t-on? Deux signes peuvent guider l'opérateur dans l'application du trépan : d'une part, la présence d'une lésion superficielle, cicatrice du cuir chevelu ou dépression de la voûte; d'autre part, les indications tirées de la connaissance des localisations cérébrales, d'après le point de départ des convulsions.

Ces deux signes peuvent coexister et donner des indications concordantes : il existe une cicatrice ou un enfoncement, et ces lésions siègent précisément en un point correspondant à la partie de l'écorce cérébrale dont l'excitation produit les convulsions observées. Dans ce cas, pas d'hésitation possible : c'est au niveau de la lésion visible que l'on agira.

D'autres fois rien, à la surface du crâne, ne permet de soupçonner le siège du mal ; on se laissera guider alors uniquement par les localisations motrices. Il en sera de même s'il existe une cicatrice trop étendue pour donner des indications utiles.

C'est ici que l'aura ou le signal-symptôme de Seguin acquièrent une importance capitale. L'aura consiste-t-elle en une flexion brusque d'un des doigts de la main droite, c'est sur le côté gauche du crâne, au niveau du centre du membre supérieur droit déterminé par un des procédés de topographie cranio-encéphalique dont nous parlerons plus loin, que l'on pratiquera la perforation osseuse. Les convulsions sont-elles très étendues, mais débutant nettement par les muscles de la moitié gauche de la face (signal-symptôme), c'est sur le côté droit du crâne, au niveau du centre de la face, que l'on recherchera la lésion.

Un cas plus embarrassant est celui où il y a discordance entre les indications données par les traces du traumatisme et celles que l'on déduit du siège des convulsions. Dans ce cas, d'après M. Chipault [1], on ne doit pas hésiter à suivre les indications données par les symptômes cérébraux, reléguant les symptômes craniens au second plan.

[1] Chipault, *Chirurgie opératoire du système nerveux*, 1894, t. I, p. 39.

« Deux faits récents d'Allen Starr, ajoute-t-il, sont, entre bien d'autres, l'éclatante confirmation de cette règle : dans deux cas d'épilepsie jacksonienne consécutifs à d'anciens traumatismes, les troubles fonctionnels indiquaient, comme siège principal de la lésion, le centre du coude, tandis que les lésions locales désignaient un point à 2 pouces plus haut. Starr suivit l'indication physiologique, trouva qu'une esquille provenant de la table interne, fracturée sur une plus grande étendue que la table externe, avait piqué le cerveau au niveau du centre supposé lésé, et guérit ses malades. En suivant l'indication cranienne, il ne serait point arrivé sur le siège du mal. » Ajoutons qu'il peut arriver qu'il y ait simple coïncidence entre le traumatisme et l'épilepsie, et, dans ce cas, la trépanation pratiquée au niveau de la blessure ne conduirait évidemment pas sur la partie lésée. Tel est, par exemple, le cas cité par M. Gérard-Marchant [1], où il s'agit d'un syphilitique atteint de convulsions épileptiformes dues à une gomme cérébrale, et qui présentait un enfoncement du crâne datant de l'enfance, mais sans relation physiologique avec l'épilepsie jacksonienne.

Enfin, on n'oubliera pas que, chez un syphilitique par exemple, le traumatisme peut agir en rappelant la diathèse; c'est là un fait bien connu depuis les travaux de Verneuil. Par suite, si un syphilitique présentait de l'épilepsie après un traumatisme, et sans qu'il y eût un enfoncement évident du crâne, il serait sage de commencer par un traitement médical.

De tout ce qui précède, il résulte que les indications

[1] Gérard-Marchand, *Traité de chirurgie*, t. III.

tirées du siège des convulsions sont celles qui exposent le moins à l'erreur. Toutefois, certains auteurs font des restrictions sur la possibilité de diagnostiquer exactement le siège du mal; non pas qu'ils contestent la doctrine des localisations; mais, disent-ils, les phénomènes d'irritation corticale diffusent facilement, et une lésion située au voisinage de la zone motrice peut mettre en jeu l'excitabilité d'un des centres moteurs. Les paralysies seraient, à ce point de vue, des guides plus sûrs. « Tandis, dit M. Grasset, que les lésions destructives ne provoquent guère de paralysies que dans des groupes de muscles bien limités, les irritations corticales diffusent facilement. » L'auteur reconnaît cependant qu'en pratique les indications déduites du siège des convulsions sont suffisantes. M. Heydenreich (*loc. cit.*) émet une opinion analogue; pour lui, il n'existe pas une relation absolument mathématique entre les symptômes et la lésion. Nous ferons remarquer qu'il n'est pas indispensable pour le chirurgien de tomber avec une exactitude absolue sur le siège du mal; les procédés de cranio-topographie ne permettent d'ailleurs pas une pareille précision. Lorsqu'une première couronne ne permet pas de découvrir ou ne laisse voir qu'en partie la région malade, il suffit d'agrandir l'ouverture.

Notre conclusion est donc que l'on doit toujours, dans l'application du trépan, se laisser guider par la connaissance des localisations. Cependant ces indications peuvent se trouver en défaut. Ainsi un malade peut, à la suite d'un traumatisme ayant porté sur la partie droite du crâne, présenter une hémi-épilepsie jacksonienne du côté droit (hémi-épilepsie homonyme). Il y a ici désaccord entre le siège du traumatisme, qui est à droite, et les symptômes, qui indiquent une lésion de la moitié gauche du cerveau. D'après ce que nous avons dit plus haut, le chirurgien, ne tenant aucun compte du point d'application de la violence, qui est à droite, doit trépaner à gauche. Le plus souvent en effet, il tombera ainsi sur le siège des désordres qui, dans ce cas particulier, se sont produits par contre-coup, du côté opposé à la contusion du crâne. Le cortex a été lésé indirectement, à l'extrémité opposée de l'axe de percussion, au cône de soulèvement (théorie de Duret). Mais il peut arriver aussi que ces symptômes homonymes à la contusion du crâne tiennent à une anomalie du système nerveux du sujet, consistant dans l'absence de décussation des pyramides; il est bien évident, en effet, que dans un cas semblable, les symptômes seront homonymes. Comme il est impossible de prévoir cette éventualité, le chirurgien est exposé à chercher vainement la cause des convulsions sur l'hémisphère intact. M. Cassaët [1] conseille, dans ce cas, de pratiquer une première trépanation dans la zone physiologique qui commande normalement aux mouvements observés, puis d'en faire une seconde sur le point contus, dans le cas où la première n'aurait pas été suivie de résultat. Il nous semble qu'il serait prudent, avant de recommencer la trépanation du côté blessé, de s'assurer, par l'excitation électrique de l'écorce à travers la première ouverture, qu'il y a bien réellement chez le sujet absence de décussation des faisceaux moteurs. Si l'on négligeait cette précaution, on

[1] Cassaët, Du point de trépanation dans les cas où les symptômes ne sont pas superposables à la contusion du crâne *(Mém. de la Soc. de biologie*, 16 décembre 1893, p. 1009).

conclurait légèrement, de l'absence de lésion visible au point découvert, à l'anomalie en question, alors que le sujet pourrait fort bien avoir un cerveau normalement conformé, mais ne présenter, à l'endroit examiné, que des lésions microscopiques, et l'on ferait de l'autre côté une opération inutile. Il faudrait donc, à notre avis, dans un cas semblable, c'est-à-dire dans le cas où la blessure est située sur un côté du crâne, tandis que les convulsions semblent provenir de l'autre hémisphère, trépaner au point qu'indiquent les convulsions, et, si l'on ne constate aucune lésion, avoir recours à l'excitation électrique des circonvolutions mises à nu : si l'on produit des mouvements homonymes, c'est qu'il y a défaut d'entrecroisement des pyramides ; on trépanera alors du côté opposé. Si les mouvements sont croisés, l'anomalie soupçonnée n'existe pas ; il est donc inutile de chercher sur l'autre hémisphère ; il s'agit très probablement de lésions histologiques par contre-coup, et l'on a bien sous les yeux la partie malade. Mais, il faut le reconnaître, ce cas est tout à fait exceptionnel, et, comme le dit M. Cassaët, « cette préoccupation est heureusement plus théorique que pratique, puisque la décussation est presque constante ».

Avant de terminer ce chapitre, nous devons essayer d'expliquer le mode d'action de l'opération dont nous avons montré les heureux effets et précisé les indications.

Lorsque le chirurgien extirpe une tumeur ou évacue une collection purulente, ou encore lorsqu'il enlève le centre cortical anormalement excité, le mode d'action de la craniectomie n'est pas douteux. Mais il n'en est pas de même dans les cas où l'épilepsie a pour cause un ancien traumatisme, et où l'excision cérébrale n'est pas pratiquée. Cette question a été très controversée et n'est pas près d'être résolue. L'idée qu'on se fait du mode d'action de la trépanation dépend de la pathogénie que l'on attribue aux accidents, comme le fait remarquer le Dr Masson qui, dans une thèse récente [1], a fait de ce sujet une étude très complète; nous ne pouvons mieux faire que de lui emprunter l'exposé suivant, très résumé d'ailleurs.

Trois théories sont en présence.

La première, qui est celle de la plupart des auteurs, attribue les accidents à la compression des centres corticaux moteurs; cette compression réalise la lésion irritative nécessaire pour créer l'épilepsie jacksonienne; l'irritation est identique quelle que soit sa cause (hyperostose, hématome, esquille). La trépanation enlève l'agent de compression et fait ainsi cesser les accidents.

La seconde théorie est due à M. le professeur Pierret. Le traumatisme déterminerait une ostéite condensante du crâne dont l'effet serait d'étouffer les voies anastomotiques qui unissent à travers la voûte les veines extra et intracraniennes; d'où stase, accumulation dans le cerveau des produits de déchet dus à son fonctionnement, et, à un certain moment, convulsions. La craniectomie agit en permettant aux deux systèmes veineux de s'anastomoser à travers l'orifice créé, et d'assurer ainsi la déplétion de l'encéphale.

M. Masson objecte à la première théorie que :

[1] Masson, *Contribution à l'étude du mode d'action de la craniectomie*, th. de Lyon, 1894, n° 926.

Dans certains cas, les lésions trouvées ne pouvaient produire qu'une compression insignifiante, et l'expérimentation démontre que le cerveau peut en supporter sans réaction de bien plus fortes.

Il n'existe aucun rapport entre l'intensité de la compression et celle des symptômes.

Les accidents sont souvent très tardifs, alors que la compression existe dès le premier jour.

On ne trouve parfois aucune cause de compression. Souvent, au contraire, on découvre à l'autopsie des tumeurs qui devaient produire une forte compression, et qui pourtant ne se sont traduites par aucun symptôme grave.

Pour toutes ces raisons, il rejette la compression comme cause de l'épilepsie jacksonienne. Il admet cependant sa possibilité dans quelques cas exceptionnels.

Passant à la seconde théorie, M. Masson la rejette également pour les raisons suivantes :

Les anastomoses qui normalement unissent les circulations veineuses méningée et extra-cranienne sont peu développées. L'obstruction de voies bien plus importantes (sinus latéral, sinus longitudinal) a pu se produire souvent sans amener de troubles graves ni durables.

L'auteur développe alors sa propre théorie, d'après laquelle les accidents sont dus aux lésions laissées dans l'encéphale par le traumatisme S'appuyant sur les résultats de Miles et de Friedmann qui, dans leurs expériences, produisaient de petits foyers de contusion cérébrale appréciables seulement au microscope, sur le cas d'Horsley où l'excision du centre du pouce, sain en apparence, démontra l'existence d'une sclérose névroglique, et sur un certain nombre de faits analogues, il conclut que les accidents sont dus uniquement à des lésions encéphaliques, macroscopiques ou microscopiques. Les altérations dues au traumatisme produiraient une plaque de sclérose qui aboutirait à la cicatrisation du foyer.

« La période de tolérance ou d'incubation qui s'écoule entre le traumatisme et les premiers symptômes d'irritation doit correspondre à cette période de réparation des lésions. Plus tard, la cicatrice cérébrale deviendra, à un moment donné, l'épine irritative d'où procèderont les accès convulsifs. Il est possible qu'en vertu du mode de vascularisation spécial à l'encéphale, un îlot de sclérose situé à la surface du cerveau par exemple entraîne, par sa seule rétraction, des troubles circulatoires progressivement croissants dans les parties du cerveau placées au-dessous, ou bien que cette rétraction exerce son action irritante sur les éléments (fibrilles nerveuses) qui sont inclus dans les intervalles des travées névrogliques cicatricielles. »

Ceci posé, M. Masson explique de la manière suivante l'action de la craniectomie.

Lorsqu'on supprime la lésion irritative, macroscopique (évacuation d'un abcès) ou microscopique (excision d'une partie de l'écorce), le mode d'action est évident. Mais lorsqu'on ne touche pas au cerveau, et que l'on se contente d'une simple trépanation avec ou sans incision de la dure-mère, l'action curative est plus complexe; elle tient, d'après M. Masson, à deux causes, à l'écoulement du liquide céphalo-rachidien d'une part, et d'autre part à l'influence qu'exerce la plaie opératoire sur la vitalité et la circulation des tissus voisins, influence d'ordre réflexe[1]. L'écoulement du liquide céphalo-rachidien agirait, dit l'auteur, de la même manière que la ponction dans une pleurésie, une hydrocèle ou une irido-choroïdite. Cet écoulement pourrait se produire même sans incision de la dure-mère; il y aurait, dans ce cas, filtration à travers cette membrane. L'écoulement se continue longtemps et hyperémie l'encéphale. Ces deux processus curatifs, écoulement du liquide céphalo-rachidien et action réflexe vasculaire, s'uniraient pour remanier peu à peu les tissus lésés et en faire disparaître toutes les causes d'irritation. Ainsi s'expliquerait l'heureuse influence de la trépanation, et cette influence s'exercerait aussi bien sur les lésions spontanées que sur les altérations d'origine traumatique, ainsi qu'en témoi-

[1] Des explications analogues se retrouvent dans divers auteurs : « La trépanation seule agit peut-être comme traumatisme local « capable de modifier par révulsion ou substitution les phénomènes « pathologiques qui évoluent plus profondément. » Péchadre, *De la trépanation dans les épilepsies jacksoniennes non traumatiques* (th. Lyon, 1889, n° 469).

« La trépanation peut rendre des services même quand elle n'est « pas suivie d'ablation, soit en décomprimant la cavité intra-« cranienne, soit en agissant comme révulsif énergique, en particu-« lier quand il existe des accès épileptiques subintrants, mettant en « danger la vie des malades. » (Petavy, *Contribution à l'étude « des tumeurs cérébrales*, th. Paris, 1893).

M. Malherbe (de Nantes), au 7e congrès français de chirurgie (1893), après avoir cité une observation d'épilepsie jacksonienne sans lésion, guérie par simple trépanation, conclut que dans certains cas la trépanation produit de bons résultats probablement en modifiant la congestion vasculaire du cerveau, alors même qu'on ne trouve aucune lésion apparente.

gnent les améliorations survenues après la simple ouverture du crâne chez des malades porteurs de tumeurs inopérables.

Telles sont les explications qui ont été données de l'action du trépan dans l'épilepsie jacksonienne traumatique. Nous n'en adopterons aucune à l'exclusion des autres. Ici comme dans bien des circonstances, il est possible que chacune de ces théories renferme une part de la vérité et soit exacte pour un certain nombre de faits; toutefois nous n'essaierons pas de déterminer à quels cas chacune est applicable.

Deux choses cependant nous frappent dans la théorie de M. Masson. D'après l'exposé que nous venons d'en faire, on voit que, dans les cas traumatiques, la violence extérieure agirait en déterminant instantanément des lésions telles que de petits foyers de contusion, lésions dont l'évolution ultérieure et progressive amènerait les crises. Soit un malade porteur d'une esquille, comme celui qui fait le sujet de notre observation I; le coup qui a détaché le fragment d'os a produit, soit par l'intermédiaire de ce fragment, soit autrement, des lésions cérébrales immédiates qui ont abouti plus tard à l'épilepsie partielle. Quant à l'esquille, il est possible qu'elle comprime ensuite le cerveau, le fait n'a pas d'importance. Si l'on pratiquait chez ce malade la craniectomie, mais qu'on laissât l'esquille, il est peu probable qu'une telle intervention fût suivie de guérison. Cependant les modifications hyperémiques ou autres qui résultent de l'ouverture du crâne, devraient faire disparaître les lésions cérébrales primitives, seules causes des convulsions.

Il nous semble plus rationnel, dans ce cas particulier,

de supposer que c'est la présence de l'esquille qui est la cause du mal; celle-ci, irritant le cerveau par son contact, y détermine une altération progressive qui, lorsqu'elle est suffisante, se traduit par des accès d'épilepsie jacksonienne. Cette explication tient un juste milieu entre l'hypothèse de la compression sans lésion et celle des désordres cérébraux immédiats, à marche indépendante de la présence du corps étranger. Comme cette dernière, elle permet de comprendre la phase souvent longue pendant laquelle le cerveau ne réagit pas et, comme la théorie de la compression, elle explique pourquoi l'ablation de l'esquille peut seule amener la guérison.

D'autre part, nous sommes quelque peu étonné de la comparaison que fait M. Masson entre le liquide de la pleurésie ou de l'hydrocèle, produit pathologique, et le liquide céphalo-rachidien, produit normal. Quant au fait même du bénéfice que retire le malade de l'écoulement de ce liquide, il est admis depuis longtemps. On connaît le mot d'Hoffmann : « La trépanation est à l'épilepsie ce que l'iridectomie est au glaucome. » Mais cet auteur attribue l'effet curatif à la décompression de l'encéphale. M. le professeur agrégé Jaboulay explique d'une manière analogue l'action de la craniectomie, par la formation d'une cicatrice filtrante qui permet l'écoulement continu du liquide.

Ceci dit, nous ne prétendons nullement rejeter la théorie de M. Masson, pas plus du reste que les deux autres ; nous reconnaissons qu'elle explique assez bien les bon effets de la simple craniectomie, et que souvent les faits sont venus la confirmer.

## CHAPITRE III

### Les procédés récents de topographie cranio-encéphalique.

Il ne suffit pas au chirurgien de savoir que tel centre est lésé et que c'est à son niveau qu'il doit chercher la cause de l'épilepsie jacksonienne; il faut encore qu'il connaisse les rapports de ce centre avec la paroi cranienne, afin de pouvoir le découvrir à coup sûr. L'étude de ceux-ci constitue la topographie cranio-encéphalique, qu'on peut donc définir : l'étude des rapports de l'encéphale avec le crâne recouvert de ses parties molles. Cette étude, ébauchée par Gratiolet en 1857, a été réellement abordée par Broca, qui inventa la méthode des fiches. Depuis, cette question a été l'objet de nombreux travaux; nous ne citerons que l'ouvrage remarquable de M. Poirier (*Topographie cranio-cérébrale*, Paris, 1890).

Nous n'avons pas l'intention de faire ici une étude complète de la topographie cranio-encéphalique, ni même de citer les plus connus des innombrables procédés, dont on trouvera une excellente description dans le livre de M. Chipault déjà cité. Nous désirons seulement, après quelques considérations sur la cranio-topographie et ses résultats, indiquer trois procédés récemment décrits et qui, au dire de leurs auteurs, seraient bien supérieurs à ceux jusqu'ici en usage.

Et d'abord, quelles sont les parties de l'encéphale que l'on se propose de chercher ? Ce sont, d'après M. Chipault, les limites du cerveau, puis les circonvolutions qui sont le siège des centres moteurs, sensoriels ou psychiques actuellement connus, puis les parties profondes du cerveau, ganglions et ventricules, et enfin la position du cervelet et celle des vaisseaux intra-craniens (sinus, artère méningée moyenne).

Pour nous, il nous suffira de rechercher les centres moteurs de la face et des membres, les seuls qui nous intéressent. Ces centres, on le sait, sont groupés autour de la scissure de Rolando ; comme l'a dit M. Lucas-Championnière, ce sillon constitue *le centre de figure de région motrice*. C'est donc uniquement sa détermination qui est nécessaire dans notre cas. La ligne rolandique une fois tracée, on se rappellera que le centre du membre inférieur répond à son tiers supérieur, à 2 centimètres de la ligne médiane, celui du membre supérieur au tiers moyen de la même ligne, un peu plus en avant qu'en arrière, et enfin le centre de la face au tiers inférieur.

On n'appliquera jamais le trépan à moins d'1 cm. 1/2 de la suture sagittale, car la largeur du sinus longitudinal (1 cm.) est triplée par les lacs sanguins et confluents veineux situés sur les côtés (Poirier).

Mais nous devons au préalable nous demander s'il existe un procédé permettant de tomber mathématiquement sur le point cherché de l'encéphale.. Tous les auteurs sont d'accord pour déclarer qu'un tel procédé n'existe pas et ne peut pas exister. Le développement relatif de la boîte cranienne et des centres nerveux est trop variable suivant l'âge, le sexe, la race et les individus pour permettre une pareille précision. Tout ce qu'on peut demander aux procédés cranio-topographiques, c'est de donner une approximation suffisante. Il ne s'agit pas, comme le fait observer M. Chipault, de tracer des lignes et de préciser des points répondant, à 1 millimètre près, au sillon ou au centre qu'on veut découvrir. On ne craint pas, aujourd'hui, de pratiquer au crâne de larges brèches; certains chirurgiens même vont jusqu'à tailler au ciseau de vastes volets osseux qu'ils réappliquent ensuite (Wagner). « Ce qu'il faut, c'est, beaucoup plus qu'un procédé qui donne des résultats mathématiquement exacts, un procédé simple, basé sur des points de repère facilement appréciables, et de plus, qui soit également suffisant pour tous les crânes : hommes et femmes, adultes, enfants et vieillards. » (Chipault.)

Nous diviserons en deux grandes catégories les procédés de cranio-topographie : les uns reposant sur des chiffres fixes et sur des constructions toujours les mêmes, par suite inapplicables chez l'enfant ou chez les sujets dont le crâne s'écarte beaucoup des dimensions normales; les autres, bien plus rationnels, n'employant que des lignes proportionnelles et exprimant les distances en fractions décimales, par suite s'adaptant à tous les sujets. La plupart des anciens procédés font partie de la première classe;

les méthodes récentes se rangent toutes dans la seconde.

Nous ne nous attarderons pas à décrire les anciens procédés de détermination de la ligne rolandique, dont les plus connus sont, pour l'extrémité supérieure ceux de Broca, de Lucas-Championnière et de Poirier ; pour l'extrémité inférieure ceux de Poirier et de Lucas-Championnière. Mentionnons cependant le procédé de Clado, pour sa remarquable simplicité. Il suffit de marquer, sur la ligne glabello-iniaque, un point correspondant à sa moitié plus un travers de doigt à partir de la glabelle, pour avoir l'extrémité supérieure de la scissure de Rolando. En joignant ce point à l'angle orbito-zygomatique (angle formé par l'arcade zygomatique avec l'os malaire) on obtient une ligne dont la moitié supérieure plus un travers de doigt représente le sillon de Rolando.

Parmi ces procédés, il en est certainement d'excellents, donnant des résultats suffisamment précis, mais on peut leur adresser à peu près à tous le reproche énoncé plus haut : de ne s'appliquer qu'à l'adulte, et à un adulte dont le crâne présente des dimensions moyennes. On retrouve cependant parmi eux une ébauche de la méthode proportionnelle. C'est ainsi que, pour déterminer l'extrémité supérieure du sillon rolandique, le procédé anglo-américain s'appuie sur ce fait qu'il existe un rapport constant entre les distances glabello-rolandique et glabello-iniaque ; que M. Poirier, pour l'extrémité inférieure, recommande chez les enfants une modification de sa méthode qui la rend proportionnelle. En effet, après avoir élevé au-devant du tragus une perpendiculaire à l'arcade zygomatique sur laquelle il compte 7 centimètres pour arriver au point rolandique inférieur, cet auteur ajoute :

« Ce chiffre de 7 centimètres exprime une moyenne de mensurations effectuées sur des crânes et des cerveaux d'adultes. Il serait trop fort sur des têtes d'enfants ou de tout jeunes gens; il serait bien préférable de posséder pour ce point inférieur un chiffre exprimant le rapport défini entre deux points faciles à déterminer. Je me suis donc attaché à déterminer ce rapport pour l'extrémité inférieure de la scissure de Rolando. J'ai, sur dix têtes, prolongé jusqu'à la ligne sagittale la perpendiculaire préauriculaire à l'apophyse zygomatique, puis j'ai mesuré la distance totale du conduit auditif à la ligne sagittale, et, d'autre part, la distance du conduit à l'extrémité inférieure de la scissure. J'ai trouvé que le rapport de ces deux distances était, en moyenne, de 7 à 17, c'est-à-dire que l'extrémité inférieure du sillon n'est pas située tout à fait à la moitié de la ligne auri-sagittale, mais à 15 millimètres (largeur d'un bout de doigt) au-dessous de cette moitié. Ainsi modifié, le procédé permet de trouver l'extrémité inférieure de la scissure sur des sujets de tout âge. » (Poirier.)

Nous arrivons aux procédés récemment publiés, et dans lesquels toutes les distances sont exprimées en fractions de lignes, et par suite varient avec la longueur de ces lignes. Nous voulons parler des méthodes de MM. Chipault, Masse et Lannelongue-Mauclaire.

### Procédé de M. Chipault

Trois points de repère sont utilisés : le nasion, l'inion et le bord supérieur du tubercule postérieur de l'apophyse zygomatique (tubercule rétro-orbitaire) ; ces trois points seraient faciles à reconnaître par le palper. On commence par tracer la ligne naso-iniaque ; après l'avoir mesurée, on marque sur cette ligne, à partir du nasion, cinq points, qui correspondent à ses 45/100, 55/100, 70/100, 80/100, 95/100, et qui se nommeront : points pérolandique, rolandique, sus-lambdoïdien ou sylvien, lambdoïdien et sus-iniaque. Ceci fait, du bord supérieur du tubercule rétro-orbitaire on mène trois lignes divergentes allant aboutir aux trois derniers des points précités. La première, répondant à la scissure de Sylvius, est appelée par l'auteur ligne sylvienne ; la seconde reçoit le nom de ligne parallèle, car elle suit le sillon parallèle du lobe temporal ; la troisième coupe en avant le lobe temporal et se superpose dans sa partie postérieure au sinus latéral, d'où le nom de ligne temporo-sinusale.

Sur la ligne sylvienne on en construit deux autres : l'une partant de la jonction du 2e et du 3e dixième de cette ligne et allant aboutir sur la ligne médiane au point prérolandique, ligne prérolandique, qui commence au niveau du prolongement ascendant de la scissure de Sylvius, puis, dans ses deux tiers supérieurs, correspond au sillon prérolandique. La seconde ligne part de la ligne sylvienne à la jonction de ses 3e et 4e dixièmes, pour aboutir en haut au point rolandique, ligne rolandique, car elle répond dans toute sa longueur à la scissure de Rolando.

En somme, avec ces cinq lignes, on peut découvrir tous les points importants de l'endocrâne. Il suffit d'ailleurs de diviser chacune d'elles en dixièmes pour pouvoir préciser la situation d'un point quelconque. Mais laissons l'auteur exposer lui-même les avantages de son procédé : « On voit que la longueur des dixièmes sera différente pour chaque sujet et proportionnelle au volume du crâne. Or, comme les variations d'étendue du crâne s'accompagnent de variations proportionnelles de volume des organes intra-craniens, dire que tel point du cerveau est en rapport avec tel point de telle ligne sera exact avec un crâne d'un volume quelconque. Nous ajouterons : cette affirmation sera également bonne, qu'il s'agisse d'un petit enfant, d'un adulte ou d'un vieillard, car, si l'étendue relative des os du crâne change avec l'âge, il n'en est pas de même du volume relatif des lobes, par conséquent du rapport de ces lobes avec la boîte cranienne considérée comme un tout, et non comme composée de parties ; or, c'est la boîte cranienne considérée comme un tout qui nous intéresse seule dans notre procédé. Enfin, ce procédé sera utilisable quelle que soit la forme du crâne, très dolichocéphale ou très brachycéphale, les sillons et scissures allant, dans tous les cas, aboutir au bord interne de l'hémisphère à un point proportionnellement le même de la longueur de ce bord, et leur direction variant avec la forme du crâne dans le même sens que celle de nos lignes, faits que nous avons constatés un nombre considérable de fois dans tous les hôpitaux où nous avons passé, sur les cerveaux les plus différents de forme et de volume. » L'auteur fait remarquer en outre que sa méthode n'exige pour tout appareil qu'un ruban métrique.

Nous avons cru devoir décrire le procédé en entier, mais il est bien évident que, dans le cas qui nous occupe, c'est-à-dire lorsqu'on recherche un des trois grands centres moteurs de la face, du membre supérieur et du membre inférieur, il n'est pas nécessaire d'effectuer toute la construction ; il suffira de marquer les trois points prérolandique, rolandique et sus-lambdoïdien, puis de mener la ligne sylvienne et sur celle-ci d'élever l'une des deux lignes prérolandique et rolandique.

### Procédé de M. Masse

Le professeur Masse (de Bordeaux) a fait connaître au Congrès de Rome (avril 1894) une ingénieuse méthode dans laquelle les divers points sont fixés d'une manière analogue à celle qui sert à déterminer sur le globe terrestre la position d'un lieu. Nous y retrouvons en effet un méridien et un équateur; mais au lieu de se servir de degrés, l'auteur compte par centièmes. Le méridien de M. Masse passe par l'ophryon (point sus-nasal), le bregma et l'inion; son équateur part de l'ophryon et passe au-dessus de l'attache cranienne du pavillon de l'oreille et au-dessus de l'inion. A l'aide de fractions décimales on exprime les relations qui existent entre ces lignes et les segments de cercle qui les coupent soit directement, soit par prolongement. Il suffit de connaître ces fractions pour pouvoir déterminer exactement, sur des têtes de formes et de dimensions différentes, la direction des scissures de Rolando et de Sylvius.

Ainsi, soit à déterminer la scissure de Rolando. On marque deux points, l'un sur le méridien cranien, à une distance correspondant à ses 53/100, l'autre sur l'équateur aux 42/100, à partir de l'ophryon. En joignant ces deux points on obtient une ligne dont les 67/100 supérieurs représentent le sillon cherché.

Pour la scissure de Sylvius, on marque deux points correspondant l'un aux 79/100 du méridien, l'autre aux 32/100 de l'équateur, et on les réunit par une ligne. L'extrémité postérieure de la scissure se trouve aux 48/100 de cette ligne sylvienne, à partir de l'équateur; mais son extrémité antérieure est au-dessous de l'équateur ; celui-ci est donc coupé par la scissure de Sylvius.

Les ventricules cérébraux et les noyaux centraux se trouveraient au-dessous d'un arc de cercle concentrique au méridien et dont le centre serait le conduit auditif, le rayon étant égal à la moitié de la distance auriculo-bregmatique.

### Procédé de MM. Lannelongue et Mauclaire

Au VIIIe congrès français de chirurgie, tenu à Lyon en octobre 1894, le professeur Lannelongue et le Dr Mauclaire ont décrit un procédé de cranio-topographie qu'ils ont déduit de l'étude d'un grand nombre de crânes d'enfants par la méthode des fiches de Broca. Les deux auteurs sont arrivés aux conclusions suivantes : L'extrémité supérieure du sillon de Rolando est située en moyenne aux 53/100 de la ligne naso-protubérantielle, ce qui correspond, chez les enfants brachycéphales et mésaticéphales, à 1 cm. 1/2 en arrière du point mi-sagittal.

Pour trouver l'extrémité inférieure, il faut tracer d'abord une ligne courbe horizontale que les auteurs appellent ligne apophyso-orbito-sus-protubérantielle, parce qu'elle part de la base de l'apophyse orbitaire externe, au niveau du point où elle se recourbe pour former la ligne temporale, et aboutit en arrière, le plus souvent, à mi-hauteur entre le lambda et l'inion. L'extrémité inférieure du sillon de Rolando est au bout d'une perpendiculaire élevée aux 23/100 de la ligne courbe horizontale, et dont la longueur est égale aux 20/100 de cette ligne courbe. Pratiquement donc, on prendra 1/5 de la courbe horizontale (plus exactement un point intermédiaire au 1/5 et au 1/4), et en ce point on élèvera une perpendiculaire de même hauteur ; à son extrémité se trouvera le point cherché.

On détermine d'une manière analogue la région du pli courbe ou l'artère méningée moyenne.

La difficulté, dans ce procédé, paraît être de mener bien horizontalement la ligne apophyso-orbito-sus-protubérantielle, qui est la base de toute la construction. Mais, disent les auteurs, il suffit pour cela de tracer la ligne parallèlement à l'apophyse zygomatique qui, elle, est horizontale. En arrière de cette apophyse, n'ayant plus de guide, on continuera la direction de la première moitié, « et quand même en arrière, au niveau de l'occipital, on ferait une erreur d'1 centimètre, cela n'a pas d'importance, car, sauf la détermination topographique du pli courbe, c'est la moitié antérieure de notre courbe horizontale qui doit être utilisée. »

Pour élever la perpendiculaire, on se servira, comme le recommande Poirier, d'un morceau de carton coupé à angle droit, une carte de visite par exemple.

En opérant ainsi, MM. Lannelongue et Mauclaire seraient toujours tombés, à quelques millimètres près, sur le point cherché.

Il ne nous appartient pas d'apprécier la valeur relative

des trois procédés dont nous venons de donner une rapide description. Nous croyons, du reste, qu'ils ont été peu employés encore. Cependant on ne peut s'empêcher de reconnaître qu'ils reposent sur une idée juste, à savoir que la situation des divers points intra-craniens varie suivant le développement et la forme du crâne et du cerveau, que l'on peut considérer comme parallèles. A ce point de vue, du moins, ils sont théoriquement supérieurs aux premiers procédés. L'expérience décidera de leur utilité pratique.

---

## CHAPITRE IV

### Quelques remarques sur le manuel opératoire.

Le manuel opératoire de la trépanation pour épilepsie jacksonienne ne différant en rien de celui de cette opération pratiquée pour une lésion quelconque du crâne ou de l'encéphale, nous n'en donnerons pas une description complète. Nous voulons seulement attirer l'attention sur quelques points de détail de l'ouverture du crâne, puis discuter la conduite à tenir en présence d'un cerveau lésé ou au contraire paraissant intact; nous examinerons, à ce propos, diverses questions, telles que l'excision de la substance cérébrale et la réimplantation des rondelles. La plupart des considérations qui suivent ont été empruntées au remarquable ouvrage de M. Chipault.

L'anesthésie sera l'objet de la plus grande sollicitude ; elle devra être profonde et complète, les anesthésies incomplètes amenant une surexcitation du bulbe qui est la cause du shock ; mais on évitera de la pousser trop loin, et l'on se rappellera qu'au moment où l'on incise les méninges, le sommeil devient tout à coup plus profond, probablement par suite de l'écoulement du liquide céphalo-rachidien qui permet l'expansion du cerveau ; à ce moment on redoublera donc de surveillance.

L'hémostase provisoire avec la bande d'Esmarch appliquée autour de la tête, est peu employée, car ce lien élastique présente le double inconvénient de limiter le champ d'action de l'opérateur du côté de la base du crâne et de glisser souvent, au cours de l'intervention.

Les points de repère, ou les lignes marqués au nitrate d'argent, peuvent être déterminés sur l'os en enfonçant à leur niveau, bien perpendiculairement à sa surface, une pointe stérilisée de 6 à 7 millimètres de long, car les téguments, une fois incisés, se rétractent et perdent leurs rapports exacts avec le crâne.

L'incision des parties molles a été variée de bien des façons. Outre la vieille incision cruciale, qui du reste est encore très employée, on en a fait en T simple ou double, en L, en Z, etc. L'incision cruciale présente cet avantage qu'on peut l'agrandir facilement dans tous les sens, en prolongeant ses branches ; mais on peut lui adresser les reproches suivants : Tout d'abord, ses quatre lambeaux, pour être écartés, immobilisent de nombreuses mains. M. le professeur Poncet a atténué cet inconvénient en traversant chaque lambeau à son sommet par un fil, ce qui permet à une seule main d'en écarter deux à la fois. Mais ce n'est pas tout. Il est difficile, a-t-on dit, de fermer complètement par la suture le point où convergent les quatre lambeaux. Or, ce point correspond précisément à l'ouverture cranienne, d'où tendance à la production d'une hernie cérébrale; de plus, les incisions, en se cicatrisant, peuvent devenir le point de départ d'adhérences des téguments du crâne avec les méninges ou le cerveau (H. Delagénière [1]). Pour toutes ces raisons, on tend aujourd'hui de plus en plus à délaisser l'incision cruciale pour adopter une incision en U ou en fer à cheval, dont les branches se dirigent le plus souvent en bas. On n'a de la sorte qu'un seul lambeau qui se rabat de lui-même pendant l'opération et qui d'ailleurs est bien nourri du côté de son pédicule ; de plus, la cicatrice ne répond pas aux méninges. Cette incision peut s'adapter à tous les cas, à la seule condition d'être assez grande. « Il faut de beaucoup dépasser les limites précises de la future trépanation. Si celle-ci doit, dans les prévisions du chirurgien, représenter une ouverture circulaire de 4 centimètres, le lambeau détaché devra présenter 8 centimètres de diamètre » (Delagénière). On laissera le lambeau adhérent dans le point où il pourra être nécessaire de prolonger la trépanation, mais le plus souvent, ce pédicule sera en bas. Le bistouri doit aller du premier coup jusqu'à l'os, de façon à comprendre le périoste, qui est ensuite détaché à la rugine, suivant la méthode de M. le professeur Ollier ; on a ainsi des lambeaux cutanéo-périostiques très propres à assurer une obturation solide de la perte de substance osseuse. Pour l'hémostase du lambeau, qui saigne à peu près uniquement par ses bords, certains chirurgiens saisissent toute son épaisseur avec des pinces en T ou avec des pinces analogues à celles en bois qui servent à suspendre le linge.

[1] *Archives provinciales de chirurgie*, février 1893.

Avant d'appliquer le trépan, on peut se faire, au dire de M. Manouvrier, une idée de l'épaisseur du crâne, si variable comme on sait, d'après le développement du squelette : un sujet dont les os sont grêles et le crâne volumineux aura une paroi mince, tandis qu'un autre dont les os seront très gros et le crâne petit, présentera une épaisseur bien plus grande. Mais ce point n'a qu'une importance secondaire; un chirurgien prudent agira toujours comme si le crâne devait être mince.

Un grand nombre d'instruments nouveaux ont été proposés, dans ces dernières années, pour pratiquer la résection du crâne. Nous citerons la tréphine anglaise, la tréphine de Poulet (1878), le tome-trefin de Tauber (1892), et enfin le ciseau et le maillet que quelques chirurgiens, parmi lesquels M. Tillaux, préfèrent au trépan. Cette dernière méthode a évidemment l'avantage de la simplicité, mais elle nécessite un martelage qui, en ébranlant l'encéphale, peut amener les accidents les plus graves, et les échappées doivent, semble-t-il, être difficiles à éviter. Aussi la plupart des opérateurs donnent-ils toujours la préférence au vieux trépan à villebrequin. M. le professeur Ollier considère le trépan comme un instrument admirable, d'un maniement sûr et facile; c'est également l'avis de M. le professeur Poncet.

Lorsqu'il s'agit d'agrandir la première ouverture ou d'en créer une seconde, on peut employer des instruments spéciaux, tels que la pince emporte-pièce ou un des nombreux modèles de scies (le plus récent est la pince-scie de Poirier), ou encore la pince-trépan de Farabeuf, mais on peut parfaitement se contenter du trépan ordinaire, en appliquant, lorsqu'il est nécessaire de créer une large perte de substance et que l'on craint la production d'une encéphalocèle, le procédé de trépanation en feuille de trèfle de M. le professeur Ollier, ou le procédé bilinéaire avec travée intermédiaire de M. le professeur agrégé Jaboulay.

Quant aux méthodes de résection temporaire, elles sont le plus souvent inutiles dans le cas que nous envisageons, et présenteraient du reste les mêmes inconvénients que la réimplantation des rondelles dont nous parlerons plus loin.

La section de l'os amène souvent, quel que soit l'instrument employé, une hémorragie diploïque abondante. La ligature étant impossible, la compression longue et quelquefois inefficace, on a dû recourir à des procédés spéciaux. On peut soit obturer les vaisseaux à l'aide d'un mastic aseptique ou d'une pointe d'os décalcifié qu'on casse au ras de l'orifice (Franch et Church), soit encore employer la manœuvre de Stüglitz et Gerster : « La pointe d'un ténotome ou d'un bistouri étroit est introduite dans l'orifice saignant, où on lui fait faire une rotation d'un tour ou d'un demi-tour. Cela suffit d'ordinaire pour détacher le vaisseau de la paroi osseuse, provoquer sa rétraction et l'arrêt de l'hémorragie. »

Une hémorragie bien plus grave peut se produire si l'on applique le trépan au niveau d'un sinus ou de l'artère méningée moyenne; mais cet accident ne contre-indique pas l'application du trépan en ces points lorsqu'elle est nécessaire; il suffit de le prévoir et de le combattre par les moyens appropriés. « On peut ouvrir la voûte crannienne partout » (Chipault).

Quelle doit être la conduite du chirurgien lorsqu'il a pratiqué au crâne une ouverture répondant au centre cortical incriminé ?

Il est inutile d'insister sur la marche à suivre en présence de lésions macroscopiques soit extra-dure-mériennes : esquille, épanchement sanguin, collection purulente (abcès de Pott des Allemands), soit sous-durales : hématome, tumeur cérébrale, abcès ou corps étranger du cerveau. On n'hésite plus, aujourd'hui, à inciser la substance cérébrale pour atteindre ces diverses lésions et les supprimer toutes les fois que la chose est possible. On se rappellera que l'absence de battements de la dure-mère (signe de Rose) indique ordinairement un épanchement au-dessous de cette membrane, soit entre elle et le cerveau, soit dans le cerveau lui-même, quelquefois une tumeur.

Mais il arrive souvent, dans les interventions pour épilepsie jacksonienne, qu'aucune lésion n'est découverte; malgré les recherches les plus attentives, le cerveau paraît absolument sain. Dans ces cas il est probable, d'après ce que nous avons dit précédemment, qu'on a affaire à des lésions histologiques du cortex. Faut-il alors, obéissant à l'indication de supprimer la lésion, exciser la portion de l'écorce qui est le point de départ des crises, ou peut-on s'en tenir à la simple ouverture du crâne avec incision de la dure-mère?

La première détermination paraît plus logique ; en supprimant la lésion de décharge, on doit supprimer les crises. Nous avons vu que Jackson la préconisait. C'est Bergmann qui, le premier, la mit en pratique. De nombreux chirurgiens anglais et américains (Horsley, Keen, Deaver, Lloyd, Nancrède) suivirent son exemple. Quelques chirurgiens français, parmi lesquels M. Lucas-Championnière, en ont fait l'essai. La suppression de l'épine épileptogène n'est d'ailleurs pas le seul but qu'on ait cherché à atteindre par ce procédé. C'est ainsi qu'Hochnegg enlève une partie de l'écorce simplement pour que les adhérences post-opératoires se fassent, non avec la substance grise, mais avec la couche blanche sous-jacente, moins irritable. Quoi qu'il en soit, on commence par bien délimiter, à l'aide de l'exploration électrique, la région d'où partent les convulsions, et lorsqu'on est parvenu à reproduire ainsi les mouvements qui constituent le début de l'attaque, on excise le centre soit au bistouri ou aux ciseaux, soit à la curette.

Deux objections pouvaient être faites, *a priori*, à cette ablation d'une partie du cortex. En détruisant un centre moteur, on pouvait craindre de faire succéder aux convulsions une paralysie persistante ; et d'autre part, la cicatrice laissée par l'excision ne reproduirait-elle pas les crises?

L'expérience n'a pourtant pas toujours justifié ces craintes. Keen aurait obtenu un succès sans paralysie; il est permis de croire que dans ce cas l'excision avait été incomplète. Lloyd, Deaver, Hochnegg auraient guéri, eux aussi, des épileptiques jacksoniens sans paralysie permanente. En présence de ces faits, trois explications seulement peuvent être invoquées : ou le centre n'a pas été enlevé dans sa totalité; ou bien il s'est établi une suppléance des autres centres; ou encore la partie détruite a pu se régénérer (Snitzine).

Cependant MM. Grasset et Rauzier affirment que souvent, après extirpation, « une paralysie prolongée ou définitive » succède aux convulsions. M. Warnots [1] (de

[1] 7e congrès franç. de chir., 19 avril 1893.

Bruxelles) a pratiqué une fois l'excision du centre du pouce chez un malade dont le signal-symptôme était une contracture du pouce de la main droite. Le malade, revu sept mois après l'opération, n'avait plus de crises, mais la paralysie de la main consécutive à l'opération persistait encore.

Ainsi, en pratiquant l'excision, le chirurgien s'expose aux inconvénients d'une paralysie, et il peut craindre de voir la cicatrice cérébrale reproduire les accidents convulsifs. D'autre part, même au point de vue de la suppression des accès, ce procédé est loin d'avoir donné des résultats constants, ainsi que l'avouent Gerster et Sachs, pour qui l'insuccès est dû à ce que la sclérose névroglique, trop diffuse, n'a pu être détruite en entier, et continue à progresser.

La simple trépanation au contraire peut, nous l'avons vu, donner d'excellents résultats dans les cas dont il s'agit. Cette opération peut paraître empirique, car son mode d'action est assez obscur; mais ses résultats sont indiscutables, et comme d'un autre côté elle ne présente pas les inconvénients de l'excision [1], le chirurgien doit s'en contenter. Ce n'est qu'après échec de cette intervention si simple qu'on serait autorisé, selon nous, à extirper le centre moteur suspect.

Les observations citées à la fin de ce travail confirment notre dire; dans plusieurs, en effet, aucune lésion n'ayant

[1] M. Verchère (*Revue de chir.*, mars 1893, p. 246) a cependant publié un cas où la simple trépanation avec incision de la dure-mère, sans excision cérébrale, a été suivie de paralysie, passagère il est vrai. Ce fait paraît difficile à expliquer.

été découverte, l'opération ne fut pas poussée plus loin, et néanmoins on obtint la cessation des crises. Nous croyons devoir citer, en outre, comme un des plus démonstratifs qui aient été publiés, le cas remarquable qui constitue l'observation II de la thèse du Dr Péchadre (Lyon, 1889). Il s'agit d'un épileptique jacksonien qui fut amené en état de mal dans le service de M. le professeur Lépine ; le cas était désespéré et l'on avait porté un pronostic fatal à bref délai. Cependant M. Lépine se décida à envoyer le malade à M. Mollière, en le priant de tenter la trépanation comme dernière ressource. L'opération fut faite *in extremis*, le malade étant sans connaissance. Après ablation d'une large rondelle, on incisa la dure-mère, et, aucune lésion n'ayant été découverte, on referma simplement la plaie. Cette intervention, qui paraissait devoir être incomplète et peu utile, amena cependant une guérison absolue et définitive.

Nous arrivons à une autre question, celle de la réimplantation des rondelles osseuses. Dans la plupart des cas d'épilepsie jacksonienne publiés, cette réimplantation n'a pas été tentée. On trouve cependant dans la thèse du Dr Pons [1] une observation (observation IX) due à M. le professeur agrégé Jaboulay, où ce chirurgien, après avoir constaté l'absence de lésion apparente, réappliqua la rondelle pour maintenir le cerveau, qui avait de la tendance à faire hernie, et obtint à la fois la guérison de l'épilepsie et l'obturation de la brèche osseuse. Toutefois il semble que le plus souvent il soit préférable de ne pas refermer

[1] Pons, *De la réimplantation des rondelles osseuses après la trépanation du crâne* (th. Lyon, 1891, n° 595).

l'ouverture. M. Verchère, citant un cas où Hutton et Wright eurent un insuccès, attribue cet échec à la réapplication des fragments osseux. Quelle que soit en effet la théorie que l'on admette pour expliquer la pathogénie de l'affection et l'action curative de la simple trépanation, celle de la compression, celle de l'épaississement de l'os gênant la circulation de retour ou celle de lésions cérébrales qu'amélioreraient l'écoulement du liquide céphalo-rachidien et l'influence de la plaie osseuse, si l'on replace la rondelle enlevée, aucun des mécanismes admis ne peut agir, et l'on s'expose à faire une opération inutile, les parties se trouvant après l'intervention exactement dans la même situation qu'auparavant ; on a bien donné issue à une certaine quantité de liquide céphalo-rachidien, mais, ce liquide ne tardant pas à se reproduire, on ne pourrait attendre de cette soustraction un effet durable.

Toutefois, les théories ne sont rien ; les faits seuls ont de la valeur. Si les observations s'accumulaient de trépanation simple avec réimplantation, suivie de guérison des crises, cela prouverait simplement qu'aucune des théories invoquées n'est exacte. Mais actuellement, d'après les idées qui ont cours sur l'action du trépan, il semble logique de ne pas obturer la perte de substance osseuse, sauf lorsqu'on y est forcé, comme dans le cas que nous venons de citer. Si l'on était obligé de pratiquer dans la voûte cranienne une large brèche, le procédé de trépanation bilinéaire avec travée intermédiaire de M. le professeur agrégé Jaboulay permettrait, tout en évitant la hernie cérébrale, d'assurer la persistance de l'ouverture cranienne.

Il est d'ailleurs évident que, dans les cas où il existe

une collection liquide, on ne devra pas obturer l'orifice qui permet son écoulement.

Nous résumerons néanmoins tout ce qui précède en disant que le chirurgien ouvrira le crâne au trépan, recherchera la lésion, la fera disparaître, et, s'il n'en existe pas de visible, suturera simplement la dure-mère et les téguments sans s'attaquer au cerveau lui-même. On obtient ainsi fréquemment la disparition des accès convulsifs, et, si l'on a eu soin, comme le recommande M. le professeur Ollier, de conserver le périoste à la face profonde du lambeau, on n'a pas à craindre, d'ordinaire, la production d'une hernie cérébrale.

---

# CHAPITRE V

## Observations.

### Observation I

*Traumatisme au niveau du pariétal droit. — Epilepsie jacksonienne. — Trépanation. — Guérison.*

Pierre E..., vingt-quatre ans, serrurier, entre le 14 décembre 1894 dans le service de M. le professeur M. Pollosson, chirurgien-major de l'Hôtel-Dieu, salle Saint-Joseph, n° 36.

Cet homme, qui n'avait eu aucune maladie antérieure et dont les parents sont bien portants, fut attaqué, il y a dix mois, en rentrant chez lui, vers minuit, par une bande d'individus qui le blessèrent d'un coup de pierre au côté droit de la tête ; il ressentit une forte douleur et l'hémorragie fut abondante, mais il ne perdit pas connaissance et put s'échapper.

Rentré chez lui, le malade se mit au lit et fit panser sa blessure, qui présentait à peu près les dimensions d'une pièce de 2 francs. De violents maux de tête l'obligèrent à rester couché pendant huit jours. Trois ou quatre jours après le traumatisme, il fut pris, dans la même journée, de quatre crises convulsives limitées au bras gauche, qui ne reparurent pas les jours suivants.

Ce n'est que deux ou trois mois après, que ces accès épileptiformes se manifestèrent de nouveau. Ils ont persisté depuis, mais à intervalles d'abord très éloignés (tous les deux mois environ).

La semaine de son entrée à l'Hôtel-Dieu, les crises se produisent tous les jours ; c'est du reste ce qui le décide à venir à l'hôpital.

Actuellement on constate au niveau du pariétal droit un enfoncement manifeste, qui d'ailleurs n'est pas sensible à la pression. Les crises sont précédées d'une aura consistant en des fourmillements avec sensation de chaleur dans le membre supérieur gauche. Puis les doigts se crispent, et les muscles de l'avant-bras et du bras sont agités de secousses convulsives ; alors survient la perte de connaissance. L'accès dure de quatre à cinq minutes. Les membres inférieurs ne participent pas aux convulsions. Pas de troubles de la sensibilité.

Opération le 18 décembre. — M. Maurice Pollosson applique trois couronnes de trépan autour du point enfoncé et agrandit la perte de substance au davier-gouge. On constate de l'épaississement de l'os et on trouve une esquille refoulant la dure-mère ; il existe à ce niveau un peu de pachyméningite. L'esquille est extraite et, sans inciser la dure-mère, on referme la plaie. Le fragment osseux, long de 18 millimèires, et d'une largeur maxima de 13 millimètres, est constitué par du diploé recouvert d'un côté par une mince lame de tissu compact (table interne).

Le soir, température 38°,8.

Le lendemain, le malade se trouve bien. On change la partie superficielle du pansement, souillée de sang. Pas de crise. Température : le matin 37°,8 ; le soir 38°,6.

Le 20 décembre, température : matin 37°,3 ; soir 38°,1. Pas de crise.

Le 21, température normale. Toujours pas de crise.

Le malade sort complètement guéri le 31 décembre. Depuis l'opération, il n'a pas eu un seul accès.

## Observation II

*Traumatisme. — Hémiplégie droite avec contracture. — Troubles de la parole. — Epilepsie jacksonienne. — Trépanation. — Amélioration.*

Louis V..., vingt-neuf ans, cultivateur, entre le 18 février 1894 dans le service de M. Maurice Pollosson, salle Saint Joseph, n° 16.

Aucune maladie antérieure; ni syphilis ni alcoolisme. Pas d'antécédents névropathiques héréditaires ou personnels.

Le 1er janvier 1889, le malade, qui était artilleur à Bourges, reçut un coup de pied de cheval qui l'atteignit au côté gauche de la tête. L'accident n'eut pas de suites graves ; quinze jours après, Louis V..., complètement rétabli, put reprendre son service.

Trois ans plus tard, le 29 janvier 1892 au matin, en s'habillant, il tomba brusquement sans connaissance et serait resté ainsi plusieurs heures. Quand il revint à lui, il vomit des matières glaireuses, puis il s'aperçut que sa parole était embarrassée, et cet embarras ne fit que s'accroître les jours suivants, en même temps que s'établissait graduellement une hémiplégie droite totale. Depuis cette époque, le malade dit avoir eu fréquemment des crises convulsives débutant par le membre supérieur droit, puis se généralisant.

Actuellement, on constate une paralysie à peu près complète du bras droit, et seulement de la parésie du membre inférieur correspondant : la marche est possible sans bâton, quoique difficile. A la face, la paralysie est peu marquée. Un peu de contracture des membres paralysés ; exagération du réflexe rotulien ; on provoque aisément la trépidation épileptoïde du pied droit. Pas de troubles de la sensibilité.

Le malade prend fréquemment des crises annoncées par une sensation d'engourdissement du bras droit et de la face et consistant en des mouvements convulsifs qui débutent par le membre supérieur droit et s'étendent à la face, puis au membre inférieur ; ces crises surviennent la nuit et reviennent à intervalles très variables. La région du pariétal gauche porte une cicatrice, mais il n'y a pas d'enfoncement du crâne. Depuis son entrée, le malade a été soumis à un traitement ioduré à doses progressives (de 2 à 10 grammes), sans aucun résultat. En conséquence une intervention est décidée.

*Opération*, le 12 mars 1894. — Au niveau de la partie moyenne du sillon de Rolando, on applique trois couronnes de trépan, de façon à créer une ouverture en feuille de trèfle. La dure-mère est incisée crucialement. On tombe sur le sillon de Rolando, qui présente un peu d'œdème pie-mérien. Hémorragie veineuse due à la blessure d'un petit vaisseau. Le cerveau paraissant sain, l'opération n'est pas poussée plus loin. Tamponnement à la gaze iodoformée et pansement légèrement compressif.

Suites simples, apyrétiques. Mais, dans les quatre jours qui suivent l'opération, les crises sont plus fréquentes et plus violentes; puis elles vont en s'atténuant.

20 avril. — La plaie est à peu près fermée; il ne reste plus qu'une petite ulcération superficielle. Les téguments, au niveau du point trépané, sont soulevés par des battements énergiques. Le malade est resté quinze jours sans prendre de crises, puis elles ont reparu, mais très atténuées comme durée et comme intensité. Aucune amélioration au point de vue de l'hémiplégie et des troubles de la parole.

24 avril. — Le malade sort; son état est celui qui vient d'être décrit.

## Observation III

*Traumatisme cranien. — Epilepsie jacksonienne. — Trépanation. — Guérison.*

Clément R..., trente et un ans, cultivateur, entre le 21 décembre 1894 dans le service de M. Maurice Pollosson, salle Saint-Louis, n° 69.

Sa santé a toujours été excellente. Il y a quatorze mois, cet homme fut victime d'une agression dans laquelle on le frappa à coups de pierres à la tempe droite et au front ; il en résulta deux plaies qui donnèrent beaucoup de sang ; il perdit connaissance. Depuis cette époque, le malade a toujours souffert de maux de tête. Trois ou quatre mois après l'accident, il présenta à deux ou trois reprises des secousses et des tiraillements douloureux, des contractions violentes dans le bras gauche; puis survenaient des vertiges et le malade tombait sans connaissance. Ces crises furent suivies de parésie des membres supérieur et inférieur gauches ; l'usage en était difficile.

A son entrée, le malade souffre toujours de la tête, surtout à droite; il paraît hébété, mais n'a pas perdu la mémoire. Il peut se servir de son bras, dont la force est revenue. Les crises sont fréquentes et consistent dans des secousses violentes du bras gauche.

*Opération* le 22 décembre. — M. Maurice Pollosson applique le trépan au niveau du point supposé malade. On trouve un épaississement de l'os; la dure-mère est également un peu épaissie et adhérente au crâne. On agrandit la couronne au davier-gouge jusqu'à la fosse temporale.

Blessure des branches de la méningée moyenne, qui donnent une hémorragie abondante dont on se rend maître. Sutures. Pansement.

Le soir de l'opération, la température atteint 39 degrés, mais le surlendemain, elle est revenue à 37 degrés.

Le 27 décembre, on renouvelle le pansement.

Depuis l'opération, le malade n'a plus eu une seule crise, et souffre bien moins de la tête; il paraît moins hébété.

27 février 1895. — Le malade sort complètement guéri.

Actuellement (juin 1895), la guérison se maintient parfaite.

## Observation IV

*Syphilis. — Epilepsie jacksonienne. — Trépanation. — Amélioration progressive.*

Jules H.... quarante-huit ans, a contracté la syphilis pendant son service militaire ; il n'a jamais subi de traumatisme du crâne. On ne trouve dans ses antécédents héréditaires ou personnels aucune trace de névropathie. Il a trois enfants bien portants.

En 1889, le malade, étant en voyage, fut pris subitement, pour la première fois, d'une crise d'épilepsie partielle qui débuta par un trémblement de la main, de l'avant-bras et du bras gauches ; en même temps le bras se portait dans l'abduction ; puis le malade tomba sans connaissance, tandis que les convulsions gagnaient successivement la face et le membre inférieur.

A dater de ce moment, il y eut une crise semblable environ tous les mois. Dans l'intervalle la santé était bonne et jamais les accès n'étaient suivis de paralysie.

En décembre 1892, survint une crise beaucoup plus violente et plus prolongée que les autres ; au cours de cette attaque les convulsions se généralisèrent et il y eut à sa suite de la contracture avec paralysie de la jambe et du bras gauches.

Le malade se décida alors à entrer à l'Hôtel-Dieu, dans le service de M. le professeur M. Pollosson, salle Saint-Louis. En raison de ses antécédents syphilitiques et de l'absence de traumatisme, on le soumit d'abord au traitement spécifique, iodure de potassium et frictions mercurielles, mais sans aucun résultat.

*Opération* le 8 février 1893. — Après tracé de la ligne rolandique droite à la teinture d'iode, M. Maurice Pollosson appliqua trois couronnes de trépan d'environ 1 centimètre de diamètre, en un point situé à 2 cm. 1/2 de la ligne médiane, un peu en avant du plan vertical passant par les deux conduits auditifs ; l'ouverture agrandie présentait un diamètre de 4 centimètres. En même temps que par la localisation, on était guidé par une douleur presque constante sur un point très limité et très fixe ; cette douleur datait du début de la paralysie. On ne trouva d'autre lésion que de l'épaississement de l'os et des méninges.

Aussitôt après l'opération, les crises devinrent plus fréquentes : elles revenaient à peu près tous les huit jours ; il y en eut une fois deux dans la même journée. Mais en revanche l'intensité des accès était beaucoup diminuée, ainsi que leur durée (cinq minutes au lieu de vingt-cinq) ; la perte de connaissance, qui au début était la règle, fit bientôt défaut. La plaie, qui ne guérit complètement qu'au bout d'un mois et demi, était très sensible, et plus d'une fois le pansement amena une crise. Au point de vue des mouvements, dès les premiers jours après l'opération la jambe et le bras recouvrèrent une partie de leur motilité ; mais ce n'est qu'au bout de quatre ou cinq mois que l'amélioration s'accentua nettement.

A ce moment le malade pouvait faire quelques pas en s'aidant d'une canne, et ses crises ne revenaient plus que toutes les trois semaines.

Cet état s'est maintenu jusqu'en 1895.

Pendant les premiers mois de cette année, les crises sont toujours espacées à peu près régulièrement de trois semaines, mais les accès, toujours du même type, vont en s'atténuant et restent limités au bras. Durant tout le mois de mai il n'y a pas eu de crise (c'est l'intervalle le plus long qui ait été observé), mais le 1er juin, jour où le malade est revu, il s'en est produit une le matin. Cette crise n'a duré que deux ou trois minutes ; elle n'a pas amené de perte de connaissance, mais seulement de l'étourdissement et des vertiges ; les mouvements convulsifs ont consisté uniquement en un tremblement avec élévation du membre supérieur gauche. Ce membre est faible et maladroit ; il en est de même du membre inférieur du même côté, cependant le malade marche assez bien et ne se sert d'une canne que pour sortir de chez lui ; il a un pied-bot paralytique qui nécessite le port d'un appareil. Il prend comme traitement du bromure de potassium.

Sur le côté droit du crâne, à l'endroit trépané, il existe une dépression circulaire assez profonde, indolente, et dont la paroi n'est pas soulevée par des battements.

En somme, le malade reconnaît que son état s'est amélioré progressivement depuis l'opération.

### Observation V

*Epilepsie jacksonienne. — Hémiplégie et contracture. — Aphasie. — Trépanation. — Mort.*

André V..., vingt-neuf ans, employé de commerce à Lyon, est amené le 18 avril 1894, dans le service de M. le professeur Pollosson, salle Saint-Louis, n° 93.

Le malade, qui jusque-là n'avait aucun antécédent pathologique, en particulier ni alcoolisme, ni syphilis, ni traumatisme céphalique, prit tout à coup, il y a deux ans et demi, dans un café, une attaque apoplectiforme avec perte de connaissance. Il eut de la parésie du côté droit, et de la gêne de la parole, mais sans aphasie vraie. Depuis, la parole revint complètement, mais la parésie persista ; il traînait un peu la jambe. Son caractère s'était légèrement modifié, mais il n'avait pas d'idées délirantes.

Six mois après, nouvelle attaque analogue à la première. On ramena le malade chez lui la face congestionnée, paralysé du côté droit et aphasique ; il resta huit jours sans connaissance.

Depuis cette époque, par conséquent depuis deux ans, il prend à peu près tous les quinze jours une crise caractérisée par les phénomènes suivants : les yeux se convulsent, le regard devient fixe, puis le bras droit est agité de mouvements toniques et cloniques ; la jambe droite est quelquefois atteinte. La crise est suivie d'une période de dépression.

Actuellement, l'état est très grave. La malade a de l'aphasie et de la paralysie avec contracture du côté droit. La face est alternativement très rouge et très pâle. Les crises sont d'une fréquence extrême.

*Opération* le 20 avril. — On trace la ligne rolandique gauche, puis on incise crucialement le cuir chevelu. A l'extrémité inférieure de la ligne rolandique et un peu en avant d'elle, on applique deux couronnes de trépan, puis on réunit les deux perforations et on élargit encore l'ouverture au davier-gouge. Incision cruciale de la dure-mère. Issue d'une assez grande quantité de liquide céphalo-rachidien. Le cerveau est animé de ses battements normaux. A la palpation, il est mou, dépressible et ne laisse pas sentir de tumeur. En conséquence, on se contente de bourrer la plaie de gaze stérilisée faisant à la fois drainage et compression, et on suture les téguments.

Le malade a dans la soirée une agitation très marquée ; on est obligé de l'attacher. La face est rouge ; le pouls est incomptable. Mort à 2 heures du matin.

## Observation VI

*Traumatisme. — Convulsions épileptiformes. — Trépanation. Guérison.*

Emilie D..., dix-sept ans et demi, couturière s'était toujours bien portée ; ses parents jouissent également d'une bonne santé. Il n'existe dans la famille aucune maladie nerveuse.

Dans les premiers jours de novembre 1893, elle eut un soir une vive frayeur occasionnée par un fou ; sa santé n'en fut pas altérée, mais elle devint craintive et ne voulut plus sortir le soir.

Le 4 décembre 1893, courant dans une rue en pente, elle tomba, et dans sa chute le côté gauche du crâne porta sur une pierre.

Trois jours après, un matin, en travaillant, elle fut prise d'une défaillance subite ; on la transporta chez elle. Un médecin appelé lui fit respirer de l'éther et elle revint à elle. Le médecin ayant touché le point traumatisé, elle éprouva une vive douleur, et depuis ce moment il fut impossible d'explorer la région pariéto-temporale gauche ; elle évitait avec soin tout contact.

Le même jour débutèrent les crises, caractérisées par les phénomènes suivants : La tête était brusquement portée à gauche ou à droite, mais, quel que fût le côté regardé par la face, les yeux étaient toujours convulsés à gauche ; ce n'étaient pas des convulsions cloniques, mais une contracture qui durait de cinq minutes à un quart d'heure ; en même temps la malade perdait connaissance, mais sa face n'était ni pâle ni congestionnée. Après la crise elle s'endormait, et au réveil n'en gardait aucun souvenir. Ces crises localisées à la tête durèrent une huitaine de jours et au début elles se reproduisaient toutes les heures.

Peu de temps après le début des crises, la malade perdit totalement la mémoire des noms propres, mais de ces mots seulement; elle employait des périphrases pour désigner ses parents.

Pendant dix-huit jours on lui maintint de la glace sur la tête ; elle prenait des lipothymies.

Un jour, son beau-frère lui ayant énuméré les noms oubliés en lui affirmant qu'elle se les rappellerait, elle se les rappela en effet et ne les oublia plus. Elle restait très faible, prenant des syncopes dès qu'on la levait.

Puis survinrent de grandes crises. Le regard devenait subitement fixe, en même temps qu'un pli profond se formait entre les sourcils, comme si la malade revoyait l'individu qui l'avait effrayée ; puis elle entrait en contracture généralisée, et cela si brusquement qu'elle était projetée à bas de son lit. Elle se mettait en arc sur la tête et les pieds, la tête non déviée, mais les yeux regardant toujours à gauche. Puis les bras et les jambes des deux côtés étaient agités de convulsions cloniques. Ces grandes crises se répétaient jusqu'à vingt-cinq fois en vingt-quatre heures, et cet état dura environ huit jours.

Les crises diminuèrent ensuite de nombre, d'intensité et de durée. A ce moment, il lui arriva d'en prendre soit en revoyant l'individu cause de sa frayeur, soit à l'occasion d'une contrariété, et elle éprouvait, dit-elle, au début de ses crises une sensation rapide de piqûre au point traumatisé, toujours aussi sensible à la pression. Puis brusquement elle perdit la parole, ses yeux se convulsèrent directement en haut ; elle n'entendait pas, mais pouvait lire, en élevant le papier au niveau de son front, les questions écrites, et y répondre également par écrit. Il n'y eut pas d'autre manifestation convulsive pendant les huit jours que dura cet état.

Peu à peu la parole et l'ouïe revinrent. Néanmoins la malade fut amenée à l'Hôtel-Dieu le 19 février 1894, salle Saint-Roch.

On constate alors qu'elle prend des crises fréquentes intéressant les membres, et durant trois ou quatre minutes. Il existe de l'anesthésie des téguments. Le champ visuel des deux yeux est considérablement rétréci. La palpation de la moitié gauche du crâne est très douloureuse.

Le 16 juin 1894, elle sort améliorée, après un traitement médical.

En septembre, elle fait de nouveau à l'hôpital un séjour de trois semaines.

Le 23 novembre 1894, elle entre dans le service de M. le professeur Pollosson, salle Saint-Paul.

Elle prend toujours des crises, et dans l'intervalle est agitée de mouvements choréiques.

*Opération*, le 4 décembre 1894. — Incision cruciale au niveau du point où l'on sent une légère dépression du crâne, c'est-à-dire sur une perpendiculaire de 7 centimètres élevée à l'extrémité d'une horizontale de 4 centimètres passant par l'apophyse orbitaire externe, par conséquent en avant des circonvolutions motrices. Le périoste est un peu épaissi. A l'aide du trépan et du davier-gouge on pratique une ouverture d'un diamètre un peu supérieur à celui d'une pièce de 2 francs. La dure-mère normale est incisée. On trouve une altération de la substance cérébrale ; la partie altérée est enlevée à la curette.

9 décembre. — Premier pansement. En revenant dans la salle, la malade ne se souvient plus du numéro de son lit, mais ne présente pas d'autre phénomène d'amnésie.

15 janvier 1895. — Il n'a été noté aucune crise depuis l'opération.

26 mars 1895. — La malade sort guérie.

Le 22 avril, la malade écrit qu'elle n'a pas repris de crises, elle apprend l'état de couturière, mais elle est gênée dans son travail

**par des mouvements involontaires surtout aux membres inférieurs ; elle a dans la moitié du front correspondant au côté opéré des élancements douloureux assez fréquents, mais de courte durée.**

Les observations qui précèdent, et que nous devons toutes à la bienveillance de M. le professeur Maurice Pollosson, peuvent être rangées en deux catégories suivant qu'il existait ou non une lésion appréciable des circonvolutions motrices. L'observation I, où il s'agissait d'une esquille, et l'observation VI où la substance cérébrale elle-même était altérée, rentrent dans le premier groupe. Dans le second on peut classer les quatre autres, où l'on ne trouva que de l'épaississement du crâne et des méninges (obs. III et IV), de l'œdème de la pie-mère (obs. II), ou même absolument rien d'anormal (obs. V).

Si, d'autre part, on envisage les résultats obtenus, on voit que, dans les deux cas où il existait une lésion du cerveau, la disparition des crises à la suite de l'opération a été complète et définitive, tandis que, sur les quatre autres, on note une seule guérison radicale (obs. III), deux améliorations (obs. II et IV) et un décès (obs. V). Il semble donc que les cas les plus favorables pour l'intervention soient ceux où le cerveau est manifestement lésé. Dans les autres cas la trépanation, tout en offrant de sérieuses chances de succès, est cependant moins sure et surtout d'un effet moins rapide.

Ce résultat, d'ailleurs, n'a rien de surprenant, puisque, chez les malades du premier groupe, l'intervention a pour effet de supprimer la lésion, tandis que, dans les autres elle n'agit sur le cerveau que d'une manière indirecte.

Au point de vue de l'époque où l'on est intervenu, on

remarquera également que les meilleurs effets ont été obtenus par les opérations les plus précoces. C'est ainsi que, dans les trois faits de guérison totale, nous voyons les accidents dater de 10 mois (obs. I), 14 mois (obs. III) et 1 an (obs. VI). Au contraire, dans l'observation II les crises duraient depuis 26 mois et la cause remontait à 5 ans ; dans l'observation IV la cause datait de plus de 20 ans et les crises de 4 ans ; dans l'observation V, l'affection avait débuté deux ans et demi auparavant. La déduction à tirer de ces chiffres, c'est que l'opération doit être aussi rapprochée que possible du début des accidents. Malheureusement, les malades attendent généralement, pour réclamer le secours du chirurgien, que leur état soit devenu grave, ou même désespéré comme dans l'observation V. Si la date récente des accidents n'est pas une condition nécessaire à l'intervention, c'est du moins un élément de succès.

Quant à la cause des convulsions, nous dirons seulement que chez quatre de nos malades l'affection était d'origine traumatique et que, sur ces quatre sujets, trois ont été complètement guéris. Les épilepsies traumatiques seraient donc les plus facilement curables.

L'observation V, dans laquelle la mort a suivi de près l'opération, semble au premier abord devoir jeter un certain discrédit sur la trépanation. Mais si l'on songe qu'il s'agissait d'un homme en état de mal, avec paralysie, contracture et aphasie, en un mot dans une situation désespérée, on sera moins tenté d'accuser l'intervention ; tout au plus pourra-t-on lui reprocher d'avoir hâté la terminaison fatale inévitable. La trépanation, du reste, devait être essayée comme la seule chance de salut.

On s'étonnera peut-être de trouver, à la suite de cas d'épilepsie jacksonienne, l'histoire de la malade qui fait le sujet de l'observation VI. On y voit en effet des convulsions, limitées tout d'abord aux muscles des yeux et du cou, se généraliser ensuite, avec persistance toutefois de la déviation à gauche des globes oculaires. Bien que dans ce fait l'épilepsie jacksonienne soit très douteuse, nous avons cru devoir le joindre aux autres, car d'une part il se rapproche par plus d'un point des cas d'épilepsie jacksonienne, et d'autre part, il démontre d'une manière bien nette les bons effets de la trépanation dans les crises épileptiformes.

Quoi qu'il en soit, toutes les observations sont d'accord avec les notions aujourd'hui admises sur les localisations motrices. Le siège de la lésion, quand il en existait, était bien dans la zone rolandique, et le trépan, toujours appliqué dans cette région, a donné d'heureux résultats.

---

# CONCLUSIONS

I. La trépanation est indiquée dans tous les cas d'épilepsie jacksonienne, sauf les épilepsies réflexes.

II. Toutefois, en cas de syphilis, on n'interviendra qu'après échec du traitement spécifique.

III. Lorsque l'affection a succédé à un traumatisme, s'il y a discordance entre les symptômes localisateurs craniens et les symptômes localisateurs cérébraux, on suivra de préférence ces derniers, pour déterminer le point d'application du trépan.

IV. Même en l'absence de toute lésion appréciable de l'écorce, la simple trépanation donne souvent d'excellents résultats.

V. L'excision des centres moteurs suspects ne paraît pas supérieure à la méthode précédente ; en revanche, elle expose aux inconvénients d'une paralysie prolongée, sinon permanente.



---

# TABLE





Lyon. — Imp. Pitrat Ainé, A. Rey Successeur, 4, rue Gentil — 11239

www.ingramcontent.com/pod-product-compliance
Ingram Content Group UK Ltd.
Pitfield, Milton Keynes, MK11 3LW, UK
UKHW020948180726
13838UKWH00003B/1202

9 782329 101972